10 Minuten Partnermassage

Christine Baumanns

10 MINUTEN PARTNERMASSAGE für die Sinne

Im FALKEN Verlag sind zahlreiche Titel zum Thema Partnerschaft erschienen. Sie sind überall erhältlich, wo es Bücher gibt.

Dieses Buch wurde auf chlorfrei gebleichtem und säurefreiem Papier gedruckt.

Der Text dieses Buches entspricht den Regeln der neuen deutschen Rechtschreibung.

Originalausgabe
ISBN 3 635 60134 9

Umschlaggestaltung: Zembsch' Werkstatt, München
Gestaltung und Herstellung: Beate Müller-Behrens
Redaktion: Simone Harland, Pegestorf/Susanne Krebs
Titelbild: FALKEN Archiv, Foto Design Hesselmann (BFF), München
Fotos: STUDIO TEAM mbH/W. Zöltsch: S. 8; alle übrigen: Foto Design Hesselmann (BFF), München
Satz: FALKEN Verlag, Niedernhausen/Ts.
Druck: Freiburger Graphische Betriebe GmbH, Freiburg

817 2635 4453 6271

Inhaltsverzeichnis

Ein paar Worte vorweg ...

Es gibt tausend Möglichkeiten Zärtlichkeit zu schenken: mit Blicken, Gesten, Worten, mit einem Lächeln, durch Berührung. Zeit unseres Lebens sind wir auf der Suche nach dem „Elixier Zärtlichkeit", das uns die Blessuren des Alltags vergessen und ein wenig vom Boden abheben lässt.

Vor allem die Sprache der Berührung löst Emotionen und Energien in uns aus, auf die wir oft gar nicht gefasst sind – zumindest nicht in dieser überwältigenden Intensität. Denn Berührung schenkt Wärme, Freude, Trost, Wohlbehagen und neue Vitalität. Sie ist die schönste Form der Bestätigung, dass wir es im doppelten Sinne des Wortes in der Hand haben, einem geliebten Menschen von Kopf bis Fuß wohl zu tun, ihn durch die Kraft der Berührung unendlich zu verwöhnen. Seinen Körper zu besänftigen und ihn aufblühen zu lassen, von Blockaden und Verkrampfungen zu befreien oder ihn

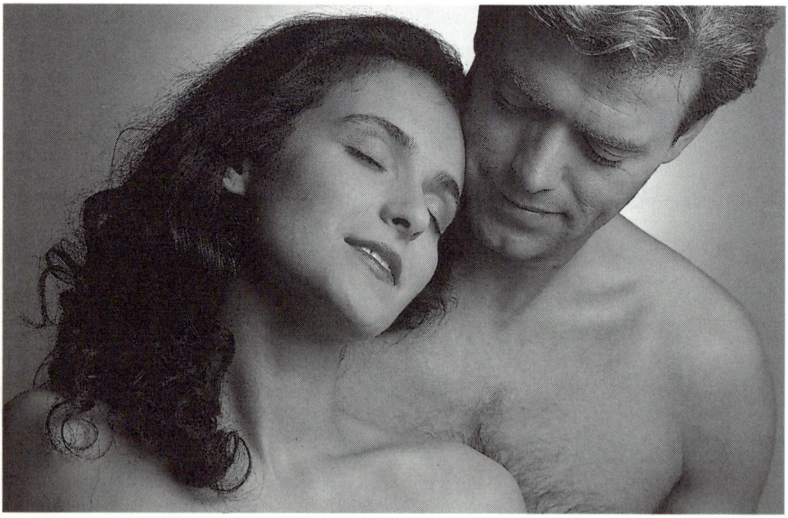

sanft zu stimulieren, seine Lebensenergien wieder zum freien Fließen zu bringen. Und – das Beglückende dabei: Körperliche Streicheleinheiten sind immer auch seelische Streicheleinheiten. Wenn es dem Körper gut geht, bekommt auch die Seele Flügel. Nahezu unbeschreiblich ist es, jenes Glücksgefühl, wenn Körper und Seele in der Balance sind, in Harmonie. So als ob wir endlich wieder zu uns selbst gefunden haben, zu unserem ureigenen Ich, zu unserer körperlichen und geistig-seelischen Identität.

Das Wunderbare daran: Dieses Glücksgefühl können Sie Ihrem Partner schenken, selbst dann noch, wenn Sie ihm einmal nicht mehr als 10 Minuten widmen können. Anregungen zu den verschiedensten kleinen Verwöhnprogrammen stehen Ihnen in diesem Buch bereit ... Lassen Sie sich inspirieren und tasten Sie sich nach und nach vor in die Welt der Berührungen. Sie werden sehen: Auch die kleinste Massage vermag wahre Wunder zu vollbringen! Dabei ist kein Fachwissen gefragt, sondern vor allem die Bereitschaft auf den anderen einzugehen, ihm gut zu tun, um ihn aus dem Alltag herauszuholen. Und natürlich auch sich selbst, denn eine Partnermassage ist wie ein Tanz, in den Sie sich hineinfallen lassen dürfen. Die Bewegungen sind fließend, spielerisch und – je nach Stimmung – auch ein bisschen „provozierend".

Damit die „Reise über den Körper" ein rundes sinnliches Vergnügen wird, sollten Sie die „Zutaten" schon vorbereiten. Dann werden selbst „nur" 10 Minuten zu einem Genuss-Trip, der Ihre Liebesbeziehung unendlich bereichern kann. Und das sind sie, die optimalen Glücks-Accessoires für Ihre „10-Wonne-Minuten":

❧ Wohlige Wärme

Ein angenehm warmer Raum, vielleicht ein vorgewärmtes Badetuch, warme, sanfte Hände, die den Körper aufblühen lassen.

❧ Sanfte Beleuchtung
Kerzenlicht oder ein mit einem pastellfarbenen Seidentuch verhüllter Lampenschirm sind Balsam für die Seele und tragen Sie aus dem Alltag heraus.

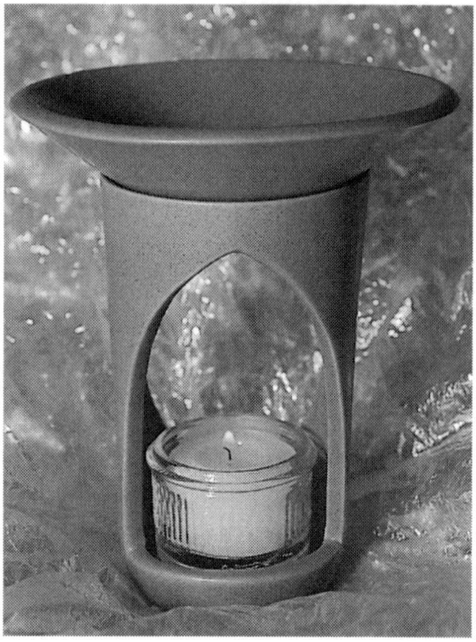

❧ Stimulierender Duft
Aromatisiertes Körperöl, ein Tropfen „seines" Lieblingsduftes auf eine Glühbirne oder den Heizkörper getupft, eine Aromalampe geben jedem Raum eine sinnliche Aura.

❧ Einschmeichelnde Klänge
Sie sind die perfekte Einstimmung in die unbefangene, heitere Welt der Sinnlichkeit, fernab von Hektik und Stress. Faszinierend warme Töne, Klanglandschaften voller Sehnsucht und Lebensfreude, Musik zum Loslassen, eine Klangmassage aus Sphärenmusik – alles ist erlaubt, worauf immer Sie Lust haben. Nur eines bitte nicht: harte Rhythmen, abgehackte Klänge, Schrilles. Sie würden Schmerzen auf der Haut erzeugen, wären fast wie ein körperlicher Angriff. Je einschmeichelnder und sanfter, desto schöner und sinnlicher. Klänge, die Ihren Händen den richtigen Weg weisen. Gehen Sie auf Entdeckungsreise, lassen Sie das „Feel-Good-Barometer" genüsslich ansteigen ...

Handgriffe, die es in sich haben

Ein Mini-Trip in die Welt der Massagetechniken

Geahnt oder instinktiv gewusst haben Sie es schon immer, doch jetzt wissen Sie es ganz konkret: Berührung bedeutet Macht! In Ihren Händen liegt also alle Macht der Welt und es liegt allein an Ihnen, wie viel Sie davon Ihrem Partner abgeben, auf ihn übertragen, zu ihm hinfließen, auf seine Sinne einwirken lassen. Und das Schöne daran: Diese „Macht" entsteht nicht durch fest vorgegebene Griffe, Druckpunkte oder ausgefeilte Massagetechniken, sondern allein durch die Einstellung zu Ihrem Liebsten, durch das Einfühlungsvermögen Ihrer Hände, mit denen Sie nahezu spielerisch ertasten, wann er es wo mit welcher Intensität am liebsten mag. Doch ich bin sicher, dass Sie bei Ihrer ganz persönlichen Partnermassage „auf den Geschmack" kommen und – über Ihre Eingebung hinaus – mal ein „Extra" ausprobieren wollen, sozusagen als „Bonbon" Ihrer individuellen Behandlung. Wenn Sie darauf Lust haben, tauchen Sie ein in die Welt der Massagetechniken, gehen Sie mit auf einen „Mini-Trip".

Effleurage

Eigentlich ist sie „nur" die Vorbereitung auf eine Ganzkörpermassage, aber sie ist derart wohltuend, dass sie manchmal schon den „ganzen Genuss" bedeutet, zumal Sie selbst sich nicht anstrengen müssen: Streiche(l)n Sie mit wohlig-warmen, gut eingeölten Händen über Körper und Gesicht, die Haut wird rosig durchblutet und weich, Verspannungen lösen sich, alle Sinne stehen auf „Empfang".

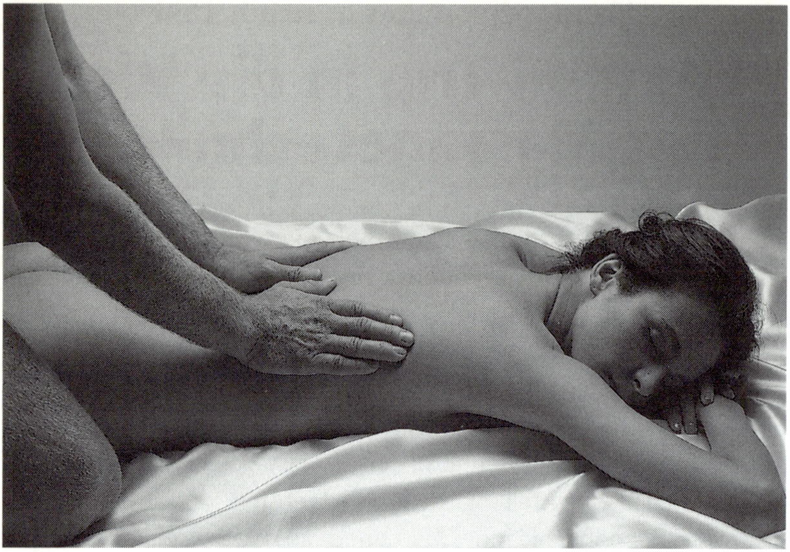

Pétrissage

Wenn Sie und Ihr Partner es „kräftiger" mögen: Mit dennoch behutsamem Druck kneten Sie den ganzen Körper, an verhärteten Muskelpartien dürfen Sie mit den Daumen intensiver drücken. Wenn Ihr Partner das nicht so mag oder es ihm sogar wehtut, spielen Sie auf den verkrampften Partien einfach nur ein bisschen Klavier, trommeln Sie mit den Fingerkuppen sanft über die Haut. Durch dieses „Tapotement" wird die Durchblutung angeregt, Energieströme können wieder frei fließen.

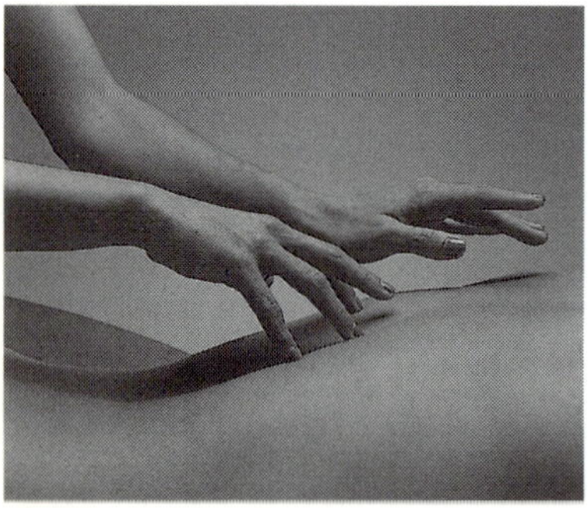

Reiki

Das Geheimnis dieser japanischen Massagetechnik: Heilung durch Handauflegen. Der östlichen Spiritualität zufolge ist Materie – und somit auch der Mensch – eine Manifestation aus Schwingung und Licht. Krankheiten werden als Energieblockaden verstanden und so „öffnet" der Reiki-Meister durch Handauflegen den Körper seines Schülers für die Aufnahme „kosmischer Energien" und „versiegelt" ihn anschließend wieder. So ist die Energie ständig verfügbar. Esoterische Zentren vermitteln Kurse.

Shiatsu

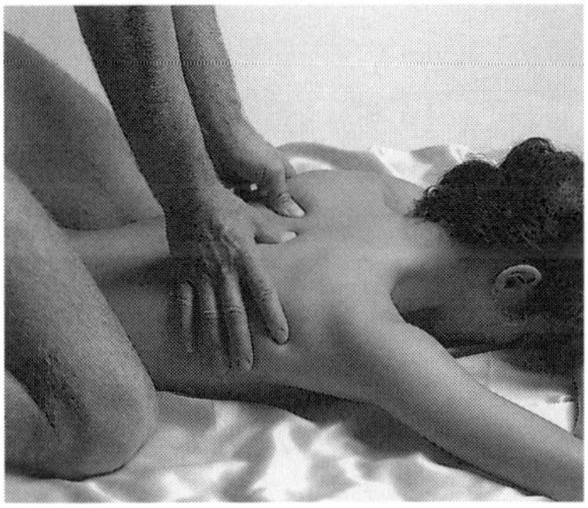

Shiatsu ist eine japanische Massagetechnik und bedeutet schlicht „Fingerdruckmassage". Wie alle asiatischen Heilmassagen basiert auch Shiatsu auf dem Glauben an die Lebensenergie „Ki", die den ganzen Organismus in Energiebahnen, den so genannten Meridianen, durchfließt. Ist der „Ki"-Fluss gestört, gestaut oder zu schwach, entstehen Verspannungen und vor allem Vitalitätsverluste. Mit den Daumen, der ganzen Handfläche, manchmal sogar mit den Knien wird auf die „Tsubos" (Druckpunkte) entlang der Meridiane sanfter bis kräftiger Druck ausgeübt. Der Körper wird gleichzeitig beruhigt und stimuliert, neue Lebenslust entsteht.

Polarity

Polarity arbeitet mit der heilenden Kraft der Berührung durch Handauflegen. Dr. Randolph Stone, Chiropraktiker aus Chicago, hat „Polarity" in den 30er-Jahren für seine eigene Praxis ausgearbeitet. Seine Idee: Der menschliche Körper besteht aus Polaritäten – Yin und Yang, oben und unten, links und rechts –, deren disharmonischen Gegensätze durch energetisierende Berührung in Einklang gebracht werden.

Fußreflexzonenmassage

Die von der amerikanischen Masseurin Eunice Ingham 1938 entwickelte Massagetechnik beruht auf dem Prinzip, dass jedes Körperorgan einem bestimmten Druckpunkt auf den Füßen entspricht, die Füße sind sozusagen das Miniaturabbild des menschlichen Körpers. Behutsames Drücken, Kneten und Streichen bestimmter Punkte oder ganzer Reflexzonen harmonisieren den Energiefluss und machen wunderbar gute Laune.

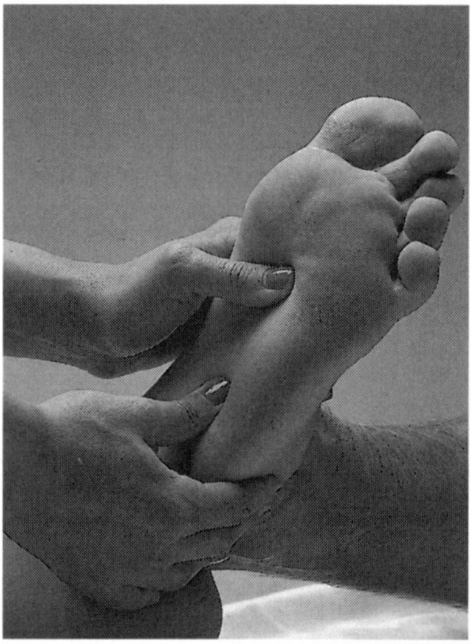

Klangmassage

Die Kraft der Klänge ist noch immer zu wenigen Menschen bewusst. „Richtig" dosiert, das heißt die richtige Musik in der richtigen Lautstärke und im richtigen Rhythmus, kann wunderbar beruhigen oder beleben, die Hektik des Alltags vergessen machen, depressive Verstimmungen wegzaubern und Lebenslust pur bewirken. Bei der „Klangmassage" übernimmt die Musik die „Arbeit", Ihre Hände werden wie von Zauberhand geführt und tun fast ohne eigene Anstrengung das Richtige. Wie bei kaum einer anderen Massagetechnik bekommen Gebende und Nehmender die gleiche Qualität an Energie und Lebenslust: Horchen, In-sich-Hineinhorchen, genießen. Zärtlichkeit im Überfluss, Zeit, um sich zu finden ...

Lomi-Lomi

Sie ist die wohl zärtlichste und sinnlichste Massage, die sich Liebende schenken können. Denn bei der aus Hawaii kommenden Massage sind beide Körper nackt, die Massierende hat den eigenen Körper mit einem betörend duftenden Öl „beschichtet" und massiert damit zärtlich den Körper ihres Partners. Hautkontakt in seiner schönsten Form, innig, zärtlich, sinnlich. Geben und Nehmen voll heiterer Unbefangenheit, sich nahe sein, die Chance tiefer Augen-Blicke nutzen, den eigenen Körper wie ein Instrument einsetzen: Lomi-Lomi kann der Auftakt zu mehr sein ...

Die Sinne wecken

Die Wonnen einer Fußmassage

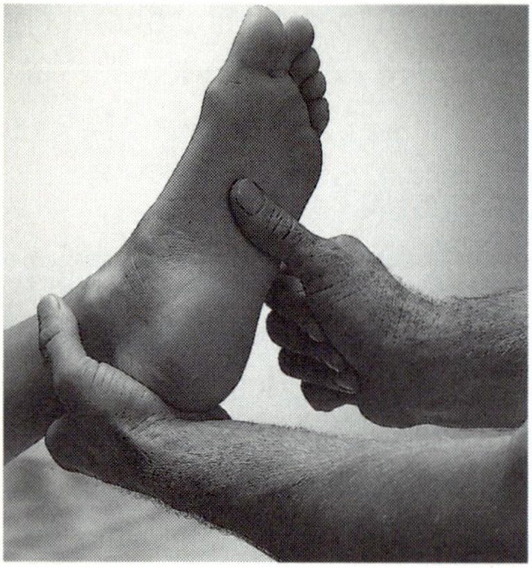

Bei einer Partnermassage gibt es zwar keine feste Reihenfolge, doch rein gefühlsmäßig wird sie immer bei den Füßen beginnen. Durch die liebevolle Behandlung dieser hochsensiblen und leider allzu oft malträtierten Zonen wird der ganze Körper von einer Wärmewelle durchflutet, wie wir sie sonst eigentlich – ja – nur beim Liebemachen erleben. Die Streicheleinheiten machen rundherum gute Laune, sprechen auch die Seele an. Denn die Füße bestehen nicht nur aus Knochen und Haut, unzählige Nervenbahnen münden dort. Sie sind gleichsam ein Abbild des Körpers auf kleinstem Raum. Jede Drüse, jeder Muskel, jedes Organ steht in Verbindung mit den Füßen. So massieren Sie also nicht nur die Füße, sondern den ganzen Körper. Dabei ist das Gesicht Ihres Partners wie ein offenes Buch. Richten Sie die Intensität Ihrer Massage nach seiner Reaktion: Je entspannter und – lächeln Sie nicht – verzückter seine Gesichtszüge sind, desto „goldener" sind Ihre Hände. Zu festes Kneten, Reiben und Pressen löst nur Verkrampfungen aus, die genau das Gegenteil von dem bewirken, was Sie wollen: nämlich gut tun, Wohlbehagen auslösen, Lust wecken.

Wohliger Auftakt ist das Kreisen auf der Fußsohle. Halten Sie mit der einen Hand den Fuß Ihres Partners an den Knöcheln und massieren dann in kleinen Kreisen mit der anderen Hand die Fußsohle. Wenn es etwas fester sein darf, können Sie den Daumen dazu nehmen, behutsamer fällt die Massage mit der ganzen Handfläche aus. Dabei ist ganz wichtig, dass Sie selbst vollkommen entspannt sind. Sie können sich im Schneidersitz zu Füßen Ihres Partners setzen oder seine Füße auf ein dickes, hohes Kissen legen, damit sie leicht „greifbar" für Sie sind. Bei der Fußmassage dürfen Sie ruhig etwas tiefer in den Cremetiegel oder ins Massageöl greifen. Selbst Männer, die diesen „Zutaten" sonst nicht viel abgewinnen, können an den Füßen nicht genug davon bekommen. So lässt sich auch das anschließende Kneten und Pressen der Fußsohlen besser „verkraften". Lassen Sie keinen Zentimeter aus, genießen Sie die magische Kraft Ihrer Daumen, mit denen Sie entspannt-locker beide Fußsohlen wie bei einer Akupressur durchkneten.

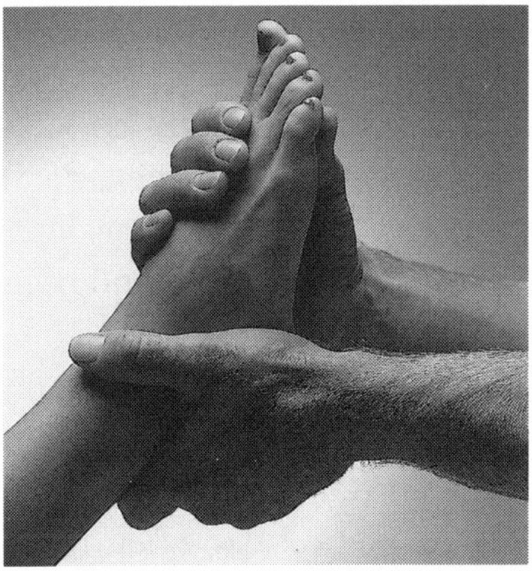

Zur Belohnung, sozusagen als „Bonbon", streichen Sie die ganze Sohle mit großzügigen, sanften, federleichten Bewegungen aus. Jetzt sind Sie beide wie ein gut eingespieltes Team, „seine" Füße sehnen sich nach Ihrer nächsten Berührung. Kneten und Pressen Sie jetzt die Oberseite des Fußes – von den Zehen bis zu den Knöcheln und behutsam-energisch wieder zurück. Zartes Kneten am Zehenansatz vermittelt besonderes Wohlbehagen. Um das Glücksgefühl, das Sie beide durchströmt, nicht „erkalten" zu lassen, sollten Sie nie den Hautkontakt verlieren. Wenn Sie Ihre Sitzhaltung ändern oder etwas trinken wollen, sollten Sie immer eine Hand auf dem Körper Ihres Partners ruhen lassen. Je rhythmischer und fließender Ihre Bewegungen sind, desto näher kommen Sie sich auch gefühlsmäßig. Umschließen Sie jetzt den Fuß mit beiden Händen, die Daumen auf der Oberseite, die Fingerspitzen treffen sich in der Mitte der Fußsohle. Kneten Sie systematisch den ganzen Fuß durch, streichen Sie anschließend wie mit einer zarten Feder den Rist aus.

Dann sind die Zehen an der Reihe. Wenn Ihr Partner nicht kitzlig ist, vermittelt das Auszupfen jedes einzelnen Zehs wohlige Wonneminuten. Ziehen Sie jeden Zeh behutsam vom Fuß weg, spreizen Sie ihn ein wenig von den anderen Zehen ab und lassen ihn sanft kreisen. Anschließend „biegen" Sie ihn vorsichtig nach oben, dann nach unten. Umfassen Sie dann alle Zehen eines Fußes mit Ihrer warmen Hand und machen sanfte Stretchings nach oben und nach unten.

Damit Ihr Partner sich bei diesem Stretching nicht verkrampft und selbst den Fuß halten will, stützen Sie seinen Fuß mit dem Daumen oder der ganzen Fläche Ihrer anderen Hand. Jetzt können Sie seinen ganzen Fuß kreisen lassen. Halten Sie mit der einen Hand sein Bein oberhalb des Knöchels, mit der anderen Hand lassen Sie seinen ganzen Fuß kreisen – solange er sich locker im Kreis drehen lässt. Wenn er abblockt, sind Sie zu weit gegangen, machen Sie dann nur ganz kleine, sanfte Kreise, um Sehnen und Bänder des Fußes nicht zu überdehnen. Nehmen Sie zum Abschluss den ganzen Fuß in Ihre warmen Hände, umhüllen Sie ihn mit Hingabe, lassen Sie den Austausch Ihrer Energieströme zu, fühlen Sie, wie heiter und gelassen Sie beide sind. Und jetzt ist der andere Fuß dran: dieselbe Hingabe, derselbe Genuss.

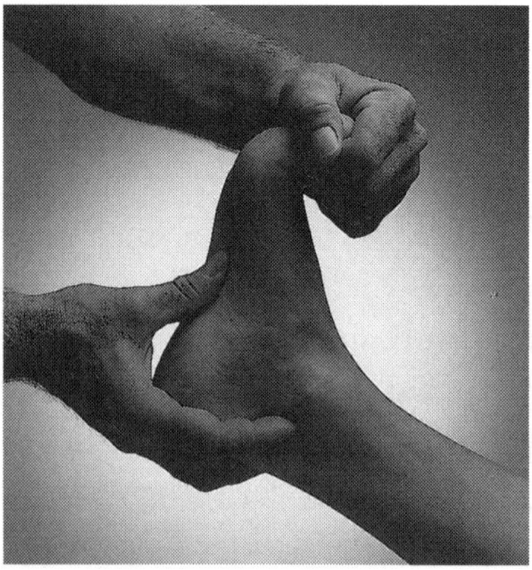

Energien zum Fließen bringen

Die Beinmassage

Falls dies Ihre erste Partnermassage ist, wollen Sie sich vielleicht ein paar Augenblicke erholen und eine andere Sitzhaltung einnehmen. Legen Sie eine neue CD auf oder lassen Sie kurz Ihre Hände kreisen. Beim ersten Mal ist alles noch ungewohnt und macht den Eindruck, als ob es anstrengend würde. Doch die Partnermassage soll Ihnen beiden ausschließlich Genuss bringen. Da es keine festen Regeln gibt, können Sie sich bei der Reihenfolge auf Ihre Intuition verlassen, auf Ihre Lust, auf Ihre Kreativität. Dies hier sind ja nur Anregungen, die Sie aufgreifen können, um sie dann mit Ihrem ganz individuellen Programm zu ergänzen. Frei von allen Zwängen, ohne falsche Klischeevorstellungen, eins mit sich und Ihrem Partner.

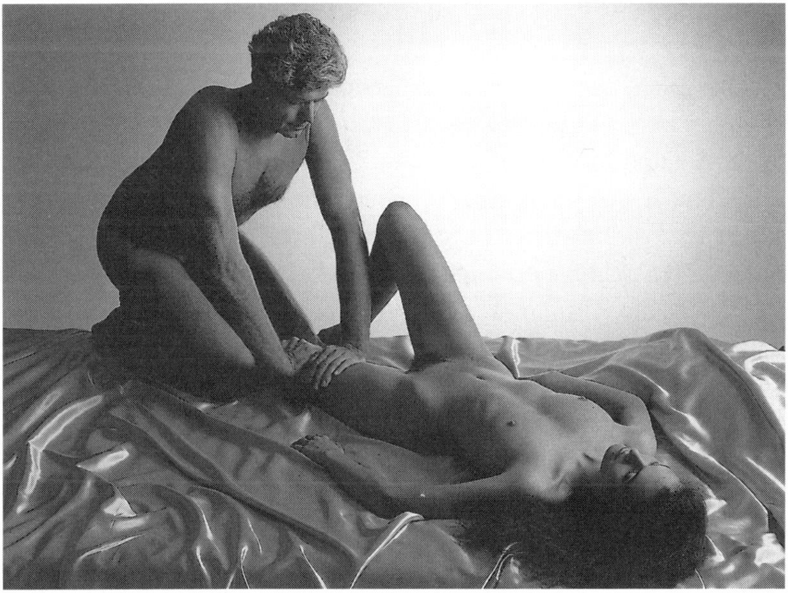

Nach der einfühlsamen Behandlung beider Füße ergibt sich nahezu automatisch und ganz ungezwungen die Massage der Beine. Auch sie kommen, wie die Füße, manchmal zu kurz, dabei sind sie besonders empfänglich für streichelnde Zuwendung – sozusagen als Ausgleich für die Last, die sie mit uns und unserem Gewicht ertragen müssen. Nach der Fußmassage liegt Ihr Partner ohnehin auf dem Rücken und Sie können mit der Vorderseite der Beine beginnen. Je behaarter die Beine sind, desto großzügiger dürfen Sie mit dem Massageöl oder einer Körpercreme sein. Bei der Massage der Beine ist die rhythmische, großzügige Bewegung besonders wichtig. Deswegen dürfen Sie jetzt etwas kräftiger „zupacken" und Ihr ganzes Körpergewicht einsetzen. Falls Sie nicht im Stehen, beispielsweise an einer Massagebank, massieren, knien Sie sich seitlich neben die ausgestreckten Beine Ihres Partners und verlagern Sie Ihr Gewicht leicht nach vorne, in Richtung Oberschenkel. Zur eigenen Entspannung und damit die Massage ja nicht in „Arbeit" ausartet, wippen Sie zwischendurch zurück auf die Fersen und atmen tief durch.

Die „klassische" Partnermassage geht bei den kräftig ausstreichenden Bewegungen bis hoch zu den Oberschenkeln und Hüften. Wenn Sie und Ihr Partner oder Ihre Partnerin sich sehr vertraut sind, dürfen Sie bei diesen Massagestrichen „wie selbstverständlich", sozusagen im Vorüberstreichen, das Glied Ihres Partners oder Schamhaare und Schamlippen Ihrer Partnerin berühren. Schließlich gestalten Sie ja eine Partnermassage und nicht irgendeine übliche Durchblutungs- und Entspannungsmassage. Wären wir nicht durch eine körperfeindliche Erziehung über Jahrhunderte hinweg in unserem Bewusstsein so eingeengt worden, dass wir bei jedem Berühren der Genitalien gleich meinen, daraus könne ja nur „das Eine" entstehen, nämlich Geschlechtsverkehr und sexueller Leistungsdruck, dann würden sich uns solche Überlegungen überhaupt nicht stellen – was „erlaubt" ist oder vom anderen falsch gedeutet werden könnte. Folgen Sie Ihrer Intuition und machen Sie keinen Bogen oder „Umweg" um sein „bestes Stück". Und wenn Sie einander noch nicht so gut kennen, können Sie sich entweder herantasten oder ihn oder sie möglichst unbefangen fragen. Akzeptieren Sie ein „bitte, zunächst nur die Beine" oder „langsam, nicht zu schnell" ebenso wie überhaupt keine Antwort, sondern „nur" ein genüssliches, befreites tiefes Durchatmen oder gar ein leises wonnigliches Stöhnen. Und wenn Sie merken, dass Ihr Partner „befangen" ist, weil er nicht weiß, was mit ihm geschieht, dann überlassen Sie Ihre Hände einfach dem Rhythmus der Musik und schließen dabei selbst genießerisch die Augen. Sie beide, Ihre nackten Körper, die Klänge Ihrer Lieblingsmelodie, der stimulierende Duft des Aromaöls, die sanfte Beleuchtung, Wärme überall – Sie sind sich so nahe wie schon lange nicht mehr ...

Streichen Sie mit beiden Händen in großzügigen, kräftigen Bewegungen an den Innenseiten der Beine nach oben bis zur Leistenbeuge. Lassen Sie dann Ihre Hände langsam auseinander gehen und streichen Sie an den Außenseiten der Schenkel über die Knie wieder zu den Knöcheln zurück. Doch diesmal sollte der Druck sanfter sein, das Blut soll ja zum Herzen hin massiert werden und nicht in Beinen und Füßen versacken. Dieser behutsame „Rückweg" ist auch nur dafür gedacht, keinesfalls den Körperkontakt zu verlieren. Ihr Partner soll sich während der ganzen Partnermassage nie „allein" gelassen fühlen, er soll

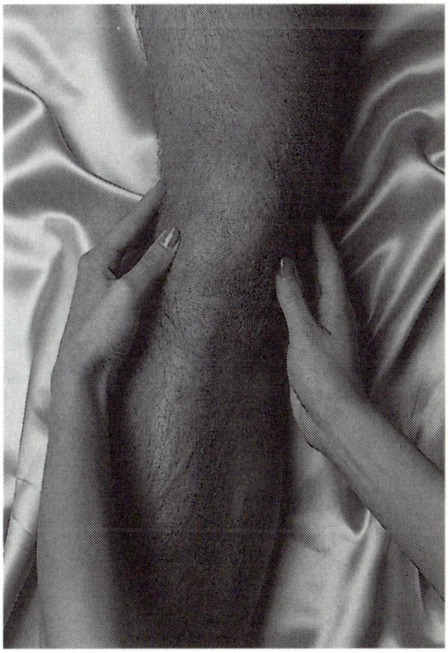

regelrecht süchtig werden nach Ihrer Berührung, nach der einfühlsamen Wärme Ihrer Hände. Und Sie werden mehr und mehr die Macht genießen, die darin liegt ... Wiederholen Sie diese Streichbewegungen zu den Oberschenkeln und bis hinauf zu den Hüften so oft, bis die Beine wohlig durchblutet sind, vielleicht ein bisschen rosig. Und wenn Ihr Partner bei diesen Streicheleinheiten eine Erektion bekommt: Freuen Sie sich darüber, haben Sie teil an seinem Genuss, schon der Auftakt Ihrer Partnermassage wird zu einem Stückchen Paradies – unbefangen und heiter. Spielen Sie „das Spiel", vergessen Sie alles bisher Erlebte. Dazu gehört auch, unerwartet und souverän wieder auf „neutrales" Terrain zu gleiten: Konzentrieren Sie sich auf die Knie Ihres Partners oder Ihrer Partnerin, sie sind, was viele nicht wissen, besonders sensitiv und empfänglich für Streicheleinheiten – vergleichbar mit den Innenseiten der Schenkel. Kreisen Sie mit der Spitze der Daumen rund um die Kniescheiben, pressen Sie dann mit sanftem Druck die Vertiefungen rund ums Knie, so lange, bis Sie fühlen, dass auch die Unterschenkel ganz locker und entspannt daliegen.

Auf die Ruhe folgt ein kleiner „Sturm": Trommeln Sie mit allen zehn Fingern – ganz zart allerdings! – die Kniescheiben, anschließend „beruhigen" Sie das Knie (und Ihren Partner) mit sanft kreisenden, sehr einfühlsamen Streich(el)bewegungen mit der ganzen Handfläche. Vergessen Sie die Rückseite der Beine nicht: Um auch die Muskulatur der Waden zu lockern und wohlig zu durchbluten, heben Sie erst das linke, dann das rechte Bein Ihres Partners an und stellen es leicht angewinkelt auf.

Jetzt können Sie mit leichtem Schütteln, Kneten und Klopfen die optimale Lockerung der Waden erreichen. Im Anschluss daran ist der richtige Moment für ein sanftes „Stretching": Legen Sie erst das eine, dann das andere Bein wieder ausgestreckt hin und beginnen Sie mit einem wohl dosierten Ziehen, Zupfen und Dehnen. Ziehen Sie das Bein, schütteln Sie es ganz behutsam aus, umfassen Sie zärt-

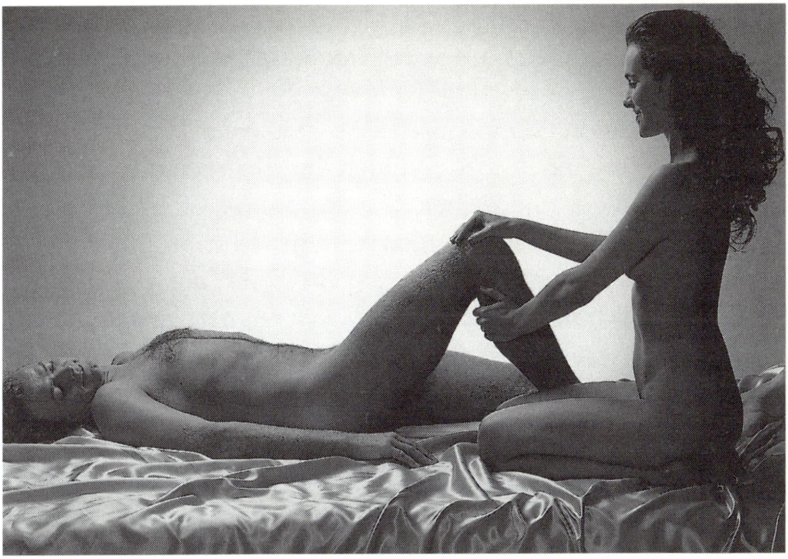

lich den Fuß und lassen ihn ein wenig kreisen. Machen Sie einen erneuten Versuch, wie viel Stretching Ihr Partner oder Ihre Partnerin verträgt. Vergessen Sie bitte nicht: Selbst das leiseste Unbehagen verursacht neue Verkrampfungen und Blockaden und gerade die wollen Sie ja lösen und in positive Energien umwandeln. Vom Kreisen der Fingerspitzen rund um die Kniescheiben über das Ausstreichen bis hoch zu den Hüften bis zum Schütteln, Kneten und Klopfen: ein Bein nach dem anderen und das Ganze vielleicht noch mal, wenn es ihm oder ihr sichtlich gut tut ...

Wenn Sie beide auf den Geschmack gekommen sind, können Sie gleich anschließend die Rückseite der Beine massieren. Ihr Partner dreht sich auf den Bauch und Sie wiederholen die gleichen Streich-, Knet- und Stretching-Bewegungen wie auf den Vorderseiten. Sie können die Rückseite aber auch später in Ihre ganz persönliche Partnermassage einbeziehen, wenn Sie Rücken und Po behandeln. Die Reihenfolge ist ganz allein Ihnen und Ihrer Kreativität überlassen. Doch ganz gleich, für welche Reihenfolge Sie sich entscheiden, machen Sie sich bewusst, wie empfindlich und empfindsam gerade die Kniekehlen sind – denken Sie an Ihre eigenen Kniekehlen und wie druckempfindlich sie sein können. Hier ist weniger mehr – sanft wie eine Feder berühren Ihre Fingerspitzen diese sensiblen Vertiefungen und bleiben dann ein paar Augenblicke dort liegen, zur Besänftigung, zum Beruhigen, zum Träumen ...

Genießerisch dreht sich Ihr Partner wieder auf den Rücken. Wenn es letztlich möglich ist und Sie noch ein paar Takte dranhängen können: Umfassen Sie zart seine oder ihre Knöchel, winkeln Sie die Beine an und drücken Sie sie behutsam gegen Hüften und Bauch. Dieses Anwinkeln, Pressen und Drücken stimuliert die Durchblutung, wohlige Wärme breitet sich im ganzen unteren Körper und ganz besonders im Bauch aus. So ist diese Beweglichkeitsübung der optimale Auftakt für den nächsten Teil der Partnermassage: die Bauchmassage. Legen Sie dafür die Beine Ihres Partners wieder sanft in die ausgestreckte Stellung, schütteln Sie sie locker und zupfen Sie ein letztes Mal die Zehen aus. Jetzt lechzt der Bauch förmlich nach Ihrer Berührung.

Schmetterlinge tanzen im Bauch

Bringen Sie mit einer Bauchmassage die Seele zum Vibrieren

Die Lust am wohlig-warmen Bauch ist ganz gewiss nicht neu, aber Sie können sie gemeinsam mit Ihrem Partner neu entdecken. Kaum ein anderer Körperteil ist so sensibel und verletzlich, zeigt gleichzei-

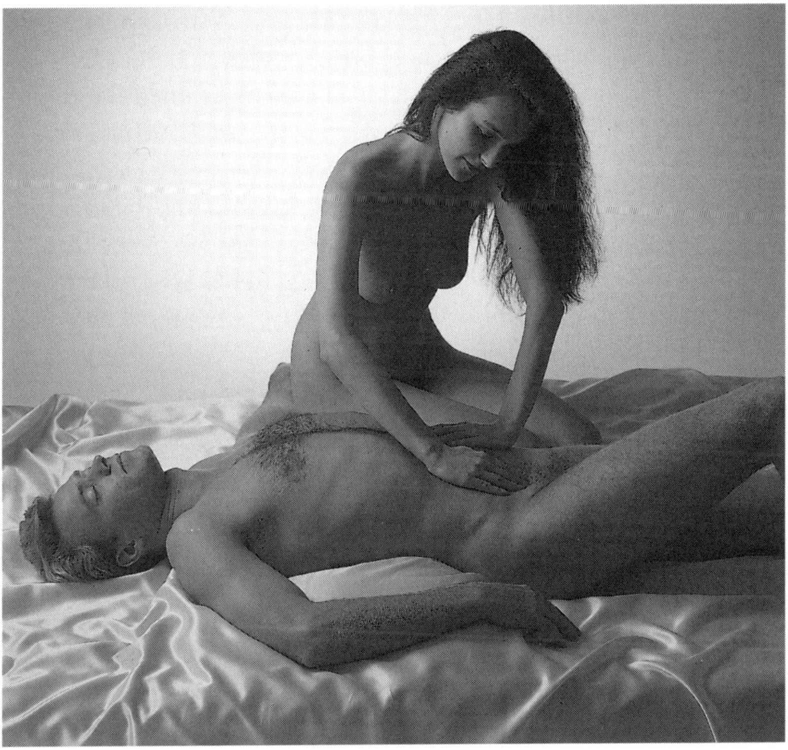

tig das Vertrauen, das der „Nehmende" dem „Gebenden" entgegenbringt. Seinen Bauch einem anderen sozusagen „schutzlos" preiszugeben, das setzt ein ausgeprägtes und positives Selbstwertgefühl voraus, eine seelische Stärke, die man diesem unschuldigen Körperteil auf den ersten Blick gar nicht ansieht. Am Bauch Ihres Partners können Sie erkennen, ob er sich entspannen kann, ob er Gefühle zulässt, wie ausgeprägt sein Körperbewusstsein ist, wie viel Lust er zulässt, wie er damit umgeht. Denn der Bauch ist der „Sitz der Seele", die darüber bestimmt, wie wir unserem Körper, unserer Lust, unserem Leben gegenüberstehen. Im Bauch sammeln sich alle Gefühle, die wir in uns zulassen – oder eben leider auch nicht. Gefühle, die in unser Bewusstsein strömen und am Ausleben gehindert werden, können ein Druckgefühl und Verspannungen im Bauch und im Magen verursachen. So schneiden sich manche Menschen regelrecht von ihren Gefühlen ab, indem sie ihren Bauch einziehen und gespannt halten. Doch das Schöne am Bauch ist, dass er umgehend auf unsere Emotionen reagiert – wenn wir sie zulassen. Wenn wir frei und tief atmen, der Lebendigkeit in uns Raum lassen, atmet der Bauch mit. Wir finden dann zu unserer Mitte zurück, denn der Bauch ist der Sitz des „Hara", unseres Schwerkraftzentrums, unserer Kraft, unserer Vitalität und damit unserer Lebenslust. Vielleicht können Sie jetzt nachempfinden, wie viel Macht in Ihren Händen liegt, wenn Sie den Bauch Ihres Partners oder Ihrer Partnerin massieren: Sie bringen seine Seele zum Vibrieren, lassen „Schmetterlinge im Bauch" tanzen ...

Instinktiv werden Sie also an diese Körperfläche besonders behutsam herangehen, denn wenn Sie zu forsch sind, zuckt Ihr Partner mehr qual- als lustvoll zusammen. Beginnen Sie deswegen mit dem „Bauchkreisen", Ihre Hände hüllen den Bauch wie einen Kokon liebevoll ein: Legen Sie beide Hände flach auf den Bauch Ihres Partners und beginnen Sie mit den kreisenden Bewegungen, die in Sekundenschnelle wohltuende Wärme und Wohlbehagen verbreiten, die Durchblutung im Magen- und Beckenbereich angenehm stimulieren. Wenn Sie im Sitzen massieren, legen Sie sich am besten ein dickes Kissen in den Rücken und massieren Ihren Partner entspannt von oben über seinen Kopf hinweg oder Sie knien oder stehen neben ihm. Damit auch Ihr Partner völlig entspannt ist und seine Bauchdecke nicht angespannt ist, legen Sie eine Nackenrolle oder ein kleines Kissen unter seine Kniekehlen.

Das „Bauchkreisen" sollte immer im Uhrzeigersinn durchgeführt werden, da auch der Dickdarm so verläuft. Beginnen Sie mit kleinen Kreisen direkt um den Bauchnabel herum und ziehen Sie dann langsam und betont ruhig und rhythmisch immer größere Kreise bis unter die Rippen und zum oberen Beckenbereich. Verweilen Sie dann ein wenig, geben Sie sich und Ihrem Partner oder Ihrer Partnerin Zeit und Muße dieses einmalig köstliche Wohlgefühl zu „inhalieren". Besonders zärtlich und sinnlich lassen sich diese Wonnesekunden erleben, wenn Sie das Verweilen für einen tiefen Augen-Blick nutzen. Denn erst Haut- und Blickkontakt vervollkommnen das Glück einer Partnermassage!

Massieren Sie dann den Bauch quer von einer Seite zur anderen, benutzen Sie dabei Handflächen und Handrücken. Machen Sie Ihre Hände ganz weich und geschmeidig, vielleicht cremen oder ölen Sie nochmals nach, um den Hautkontakt nicht zu verlieren und den rhythmischen Fluss der Energien nicht zu unterbrechen. Das Kneten der Taille wird nicht nur von Frauen als anregend empfunden. Durch die verstärkte Durchblutung kommt das Gewebe „in Bewegung", Taille und Hüften werden

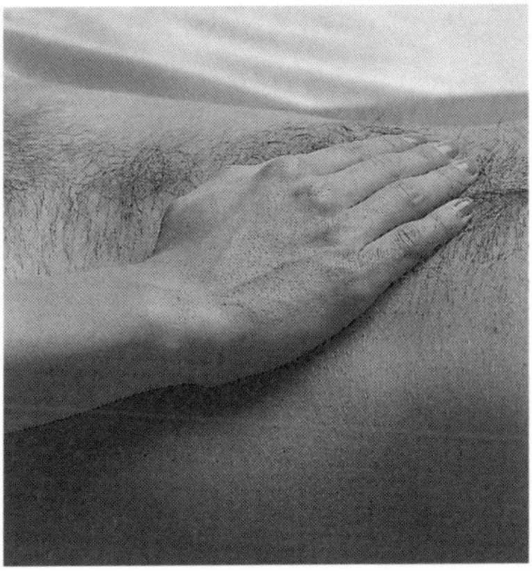

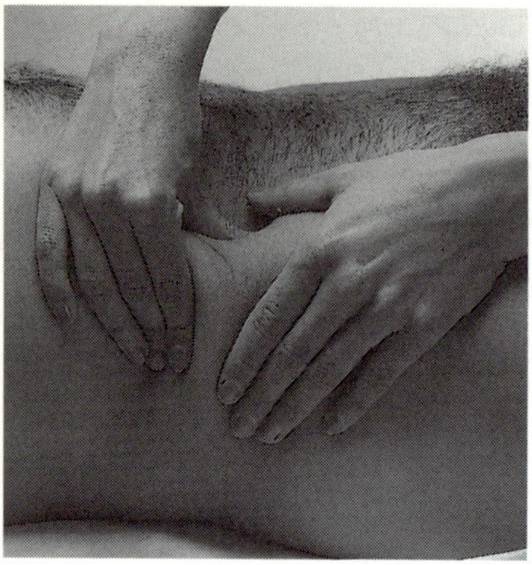

beweglicher, geschmeidiger und – je öfter Sie sich und Ihrem Liebsten eine Partnermassage gönnen – schlanker, fester. Das Kneten darf schon ein bisschen energischer durchgeführt werden, damit kein Kitzeleffekt entsteht. Selbst sehr schlanke Frauen und Männer genießen diesen Teil der Massage ganz besonders, sie haben das Gefühl, sie könnten von der Mitte aus „vom Boden abheben". Neben der seelischen Euphorie ist es natürlich die bessere Durchblutung und Anregung des Lymphflusses, die so gute Laune machen.

Nach dem Kneten streichen Sie wieder mit Handflächen und Handrücken die Bauchdecke in langen, ruhigen Bewegungen aus, um ihm oder ihr Zeit zu geben, alle, auch ungewohnte Emotionen zuzulassen und voll auszukosten. Denn noch immer können nicht alle Menschen „richtig" mit ungewohnten Gefühlen umgehen, das heißt sich ihrer nicht zu schämen oder sie als unwichtig abzutun. Vielleicht ist Ihnen beiden zu Beginn Ihrer Partnermassage dies gar nicht so bewusst gewesen: Diese köstliche Zeit zu zweit, und seien es auch nur 10 Minuten oder ein Viertelstündchen, weckt Erinnerungen, rührt Saiten an, die manchmal (zu) lange verstummt waren. Diese Art von Zweisamkeit kann Verkrustetes aufbrechen, bisher nie Gefühltes ermöglichen. Meine eindringliche Bitte: Geben Sie sich und Ihrem Partner die Chance Neuland zu entdecken, auf einer sinnlichen Entdeckungsreise, die ihresgleichen sucht.

Weniger ist mehr

Zarte Streicheleinheiten für Brust und Busen

Die Brust umschließt und schützt lebenswichtige Organe, das Herz und die Lungen. Sie ist verbunden mit den „Chakras" vom Sonnengeflecht (dem Solarplexus), dem Herzen und der Kehle. Dies sind die Zentren unseres Bewusstseins und unserer Vitalenergie und hier werden alle Emotionen gesammelt und „eingeordnet".

So lässt sich ganz leicht an der Brust ablesen, wie ein Mensch mit seinen Gefühlen umgeht, ob er sie überhaupt zulässt. Wenn sie geschmeidig, leicht beweglich und nicht „gepanzert" ist, können Zärtlichkeit und Wärme frei fließen und ausgetauscht werden. Wenn die Frau oder der Mann es aber nicht gelernt haben oder nicht gewöhnt sind positive und negative Gefühle zuzulassen, dann wird der Fluss der Energie blockiert, die Brust „verhärtet" sich. Auch eine zu flache oder ständig übertriebene Atmung kann den Energiefluss unterbrechen und zur Erstarrung der Muskeln führen. Das Zwerchfell ist der Hauptatmungsmuskel. Wenn er flexibel ist, massiert er die Bauchorgane, das Herz und die Lungen, doch wenn er gewohnheitsmäßig angespannt ist und so die Atmung einschränkt, berauben wir uns selbst um kostbare physische und emotionale Lebenskraft. Wir sind ständig in Verteidigungsbereitschaft, haben Angst „loszulassen".

Wenn Sie sich dies einmal so richtig bewusst gemacht haben, können Sie sich vorstellen, welche Gefühls-Kaskaden Sie bei Ihrem Partner auslösen können, wenn Sie mit Hingabe und Einfühlungsvermögen seine Brust oder Ihren Busen massieren. Sehr wahrscheinlich ist er oder sie von der Bauchmassage so offen und empfänglich, dass Sie mit Ihren Händen „offene Türen" einrennen, das heißt durch die magische Kraft Ihrer Hände hat Ihre Partnerin oder Ihr Partner sinnliche Wahrnehmungen und Empfindungen wie vielleicht nur ganz selten oder niemals zuvor. Gehen Sie behutsam damit um, lassen Sie sich Zeit ...

Zwar unterscheiden sich Frau und Mann anatomisch im Brustbereich, doch die Empfindungen, die bei einer Brustmassage hervorgerufen werden, sind nahezu identisch: das beglückende Gefühl, dass sich jemand um einen kümmert, verwöhnt zu werden, Körper und Seele baumeln zu lassen oder ihnen Flügel zu verleihen. Selbst wenn Sie nicht immer die Zeit für eine komplette Partnermassage haben: Brust, Busen und Bauch haben immer Vorrang. Abgesehen von mehr Behutsamkeit und Sanftheit bei der Massage des weiblichen Busens verläuft die Partnermassage für beide gleich. Auftakt der Brustmassage ist immer das großflächige Ausstreichen mit beiden flachen Händen vom Bauch über den Brustkorb, zwischen den Brustwarzen hoch bis hinauf zum Halsansatz. Bei diesen großzügi-

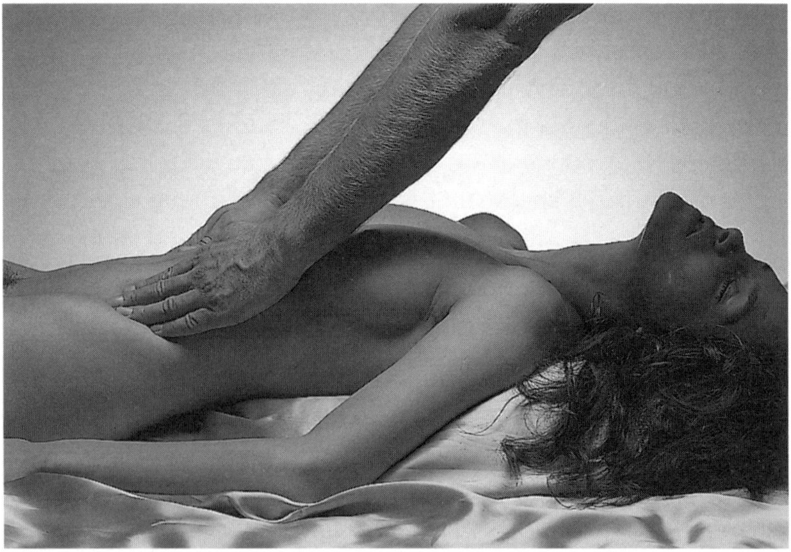

gen, Raum greifend Massagebewegungen stellt sich beim „Gebenden" und beim „Nehmenden" sehr schnell ein wohltuendes Durchrieseln im Bereich des Sonnengeflechts – dem Sitz der Seele – ein. Es ist eine sehr intime Begegnung – nicht nur von Körpern, sondern auch von Seelen ...

Am Schlüsselbein teilen sich dann Ihre Hände und machen leichte Ausstreichungsbewegungen zu den Schultern hin. Anschließend gleiten Ihre Hände mit supersanften Bewegungen an den Körperseiten zurück, hinunter bis zur Taille. Wiederholen Sie dann die großzügigen Streichbewegungen nach oben, so oft Sie und Ihr Partner es mögen. Wenn Sie die Brustmassage auf einer dicken Matte auf dem Boden durchführen, können Sie hinter Ihrem Partner oder Ihrer Partnerin knien, dann liegt sein oder ihr Kopf zwischen Ihren Knien oder auf Ihren Oberschenkeln. Beides vermittelt immens viel Zärtlichkeit. Am leichtesten ist die Massage für Sie, wenn Sie neben dem Partner knien. Dann können Sie das positive Ergebnis Ihrer Massage auch an seinem Gesicht oder in ihren Augen ablesen ...

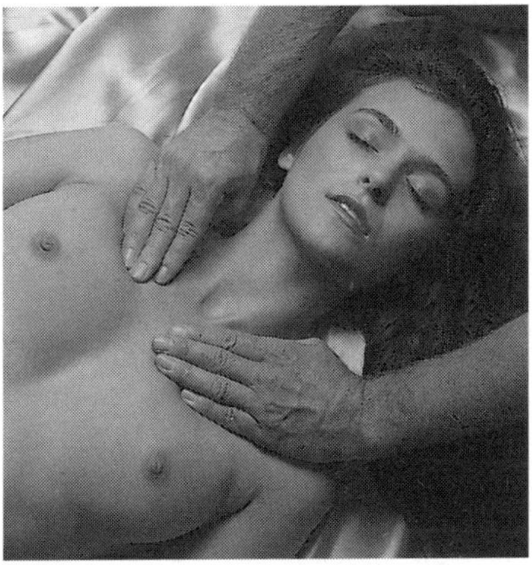

Wenn sich genügend Wärme entwickelt hat, lassen Sie Ihre durchgestreckten Finger mit den Kuppen in kleinen Kreisen hauchzart über den gesamten Bereich zwischen Schlüsselbein und Brustansatz kreisen. Lassen Sie die Kreise langsam immer größer werden, bis sie den ganzen Bereich bis hin zu den Schultern mit einbeziehen. Streichen Sie dann von der Mitte der Brust mit breitflächigen, ausstreichenden Bewegungen hinauf bis zum Ansatz der Schultern und dann wieder sanft zurück zur Mitte der Brust. Um optimale Entspannung und wohltuende Wärme zu bewirken, müssen Ihre Bewegungen sehr rhythmisch und gleichmäßig sein. Ihre Hände sollten sich zart und einfühlsam den Konturen seines oder ihres Körpers anpassen, sie sozusagen „nachzeichnen".

Für Sie ein vielleicht unerwarteter, aber beglückender „Neben"-Effekt: Je rhythmischer und gleichmäßiger Sie massieren, desto ausgeglichener und harmonischer wird Ihre eigene Atmung. Ruhe und Frieden kehren in Ihr Herz ein, obwohl – oder gerade weil Sie die „Gebende" sind. Auch die anschließenden Massagebewegungen von der Mitte der Brust hin zu den Seiten werden sehr „anpassungsfähig" und behutsam durchgeführt. Sparen Sie dabei die Brustwarzen nicht aus, zu beachten ist lediglich, dass beim Busen der Frau natürlich ein noch sanfterer Druck ausgeübt wird, weil ihre Haut dort noch sensitiver ist. Männer mit ausgeprägter, gut durchtrainierter Muskulatur hingegen schätzen einen kräftigeren Druck, damit das Muskelgewebe wieder geschmeidig wird oder bleibt. Einen zu leichten Druck würden sie eher als „Kitzeln" empfinden und nervös werden. Apropos Brustwaren: Machen Sie sich bitte frei von längst überholten Klischeevorstellungen, dass das Berühren der Brustwarzen, vor allem bei der Frau, schon eine „sexuelle Handlung" sei, die nach mehr verlangt. In Zeiten einer prüden Moral und lustfeindlichen Erziehung wurden der Busen und die Brustwarzen tabuisiert, künstlich als „verbotenes Terrain" etikettiert. Doch – Eros sei Dank! – vorbei sind die Zeiten falscher Moralvorstellungen und Körperfeindlichkeit. Die Fähigkeit zum Genuss darf wieder voll ausgelebt und kultiviert werden. Und – es ist doch ein offenes Geheimnis – je genussfähiger Sie sind, desto begehrenswerter und attraktiver im allumfassenden Sinn des Wortes werden Sie!

Ganz besonderen Genuss bringt das Kreisen in Form einer 8 rundherum um die Brust. Wenn Sie Rechtshänder sind, beginnen Sie mit der rechten Hand unterhalb der linken Brust mit der ganzen Handfläche, streichen dann zwischen den Brustwarzen hinüber zur oberen rechten Brust. Dann gleitet die Hand wieder bis ganz zur Seite. Hier übernimmt sozusagen nahtlos die linke Hand das weitere Streichen. Ein rhythmischer Fluss der Hände ist hier besonders wohltuend. Ziehen Sie mit einer sanft-streichenden Bewegung unter der rechten Brust oder dem Busen, dabei beziehen Sie so viel von Wölbung und Rundung mit ein, wie Ihre Handfläche umfassen kann. Dann ziehen Sie mit Ihrer Hand wieder eine Bahn weiter hoch bis zum linken oberen Brustbe-

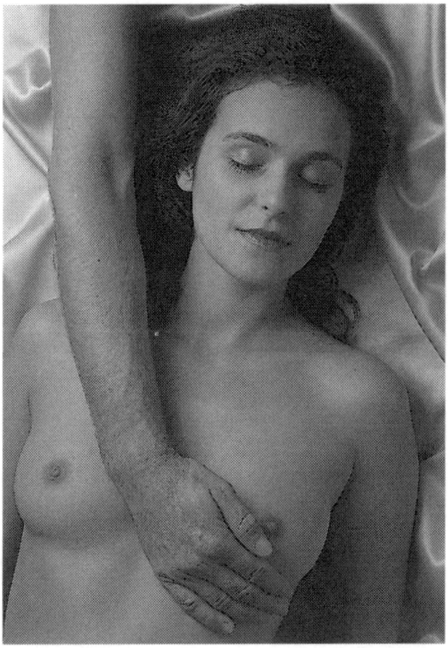

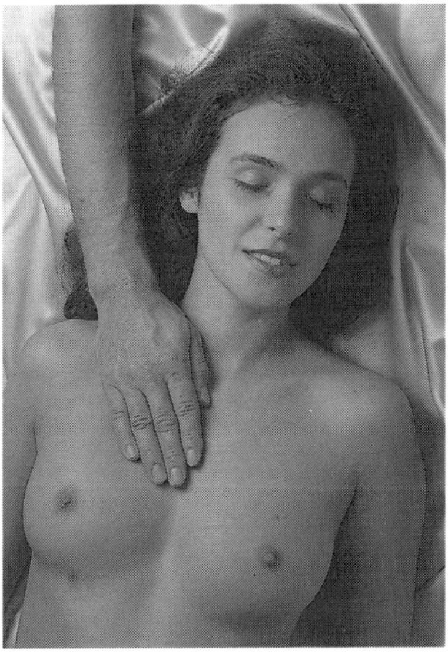

reich. Diese Bewegung ziehen Sie weiter bis zur Seite der linken Brust oder des linken Busens. Jetzt übernimmt die rechte Hand wieder die Führung. Dieses „8er-Kreisen" stimuliert die Durchblutung und macht die Haut zusehends rosig und warm.

Diese so wohltuend empfundene Wärme kann noch durch eine Übung intensiviert werden, die Frauen und Männer überaus schätzen: Sie streichen mit den Handflächen an beiden Seiten von der Achselhöhle bis zur Taille hinunter, dann umgreifen Sie die Körperseiten Ihres Partners oder Ihrer Partnerin. Beim Aufwärtsstreichen von der Taille bis hoch zur Achselhöhle, also sozusagen auf dem Rückweg, heben Sie seinen (ihren) Oberkörper leicht an und verharren, soweit es Ihre Körperkraft zulässt, ein paar Sekunden in dieser Stellung. Wie kaum ein anderer Massagegriff bringt dieses „Anheben" unbeschreibliches Wohlgefühl, ein Gefühl von Freiheit und Schwerelosigkeit. Dies gilt ganz besonders, wenn Ihr Partner – meist stressbedingt – Schwierigkeiten beim tiefen Durchatmen hat. Gönnen Sie ihm diese einmalige „Lifting"-Übung! Sie ist der krönende Abschluss Ihres 10-Minuten-Brust-Verwöhnprogramms!

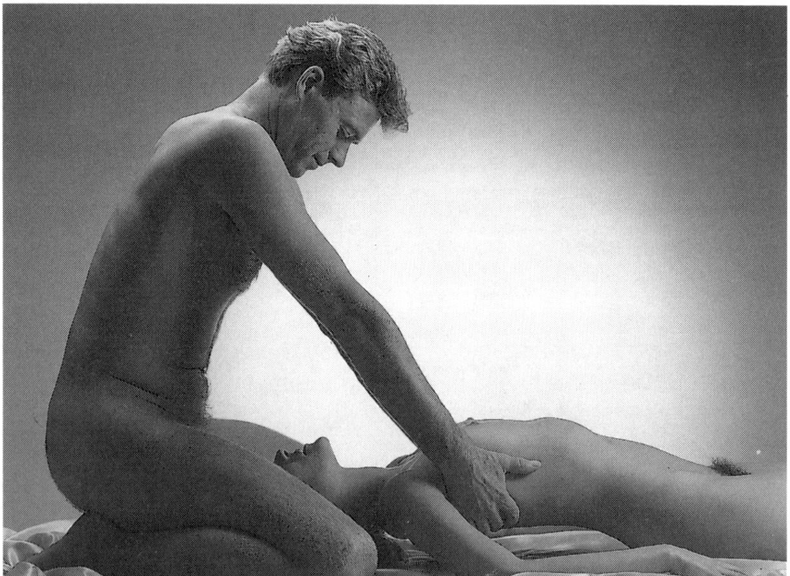

Befreit durchatmen

Die Sinnlichkeit einer Schultermassage

Durch die Art, wie wir unsere Schultern „tragen", zeigen wir (ungewollt), wie viele Gefühle wir zulassen, ob wir sie akzeptieren oder ob wir uns gegen sie stemmen. Die Gefühle, die im Bauch, dem „Sitz der Seele" entstehen, die Empfindungen, die aus dem „Sonnengeflecht" in uns heraufsteigen – sie alle zeigen sich im Ausdruck unserer Schultern. Wenn Sie sich dabei beobachten, wie Sie Emotionen der Freude, der Wut oder der Angst ausleben, werden Sie erkennen, welche Rolle die Schultern dabei spielen.

Das zu diesem Bereich gehörende Energiezentrum ist das Kehlen-Chakra, das über den Selbstausdruck und die Selbstdarstellung entscheidet. Natürlich trägt auch die Vererbung ihren Teil zur Form der Schultern bei, doch ob sie wie zum Schutz nach vorne gezogen, aus unterdrückter Wut extrem nach hinten gezogen oder ängstlich nach oben gezogen sind – darüber entscheidet jeder ganz allein. Je mehr sich der Mensch in Harmonie mit Körper und Seele befindet, desto gerader und entspannter sind die Schultern. Werden zu Schultern, die man gerne streichelt oder an die man sich liebevoll lehnt. Je mehr sich die Schultern „öffnen" können, hin zum Partner, hin zur Welt, umso freier können sich Lebensenergie und Vitalität entwickeln und entfalten. Sind die Schultern „geöffnet" und aufnahmebereit, ist auch die Seele frei! Wenn Ihr Partner bereits entspannte, „geöffnete" Schultern hat, wird er bewusst und „wissend" Ihre Streicheleinheiten inhalieren und die entstehenden Lustgefühle beglückt zulassen. Denn nicht nur die Seele blüht unter der Macht Ihrer Hände auf. Noch immer ist viel zu wenig Menschen – vor allem Männern – bewusst, wie viele erogene Zonen sich gerade im

Bereich der Schultern befinden. Geben Sie Ihrem Partner die Chance sie zu entdecken ... Einzige, doch wichtigste Voraussetzung dafür: Er muss sich bedingungslos Ihren Händen überlassen, muss – zunächst innerlich – seine Abwehrhaltung und Selbstverteidigungshaltung, die er sich im Alltag angewöhnt hat, aufgeben. Erst wenn die innere Bereitschaft zur Hingabe geschaffen ist, lassen sich bereits vorhandene Muskelverhärtungen „aufweichen" und wegwischen und damit auch die Schmerzen, die manchmal bis in Nacken, Hals und Arme ausstrahlen können.

Auch wenn Sie nicht immer die Zeit haben, die Sie sich für eine Partnermassage wünschen, auch wenn Sie „nur" 10 Minuten zur Verfügung haben: Die sinnliche Entdeckungsreise über seine oder ihre Schultern lässt sich doch fast immer noch antreten! Und dazu ein Tipp für noch mehr Motivation: Dass sich die Haltung der Schultern nach Ihrer Massage verändert hat, versteht sich von selbst. Doch achten Sie einmal auf seine Kopfhaltung, auf seinen Gesichtsausdruck: Er ist wie verwandelt, sehnt sich schon nach der nächsten Berührung ...

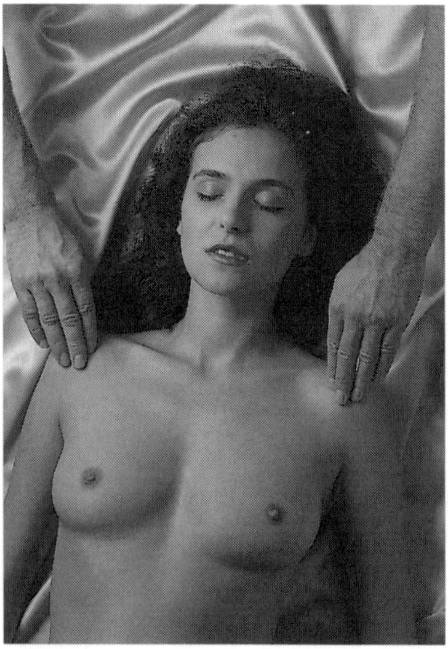

Beginnen Sie mit einem großflächigen Ausstreichen der Schultern mit der ganzen Handfläche vom Halsansatz bis zur Außenseite der Schultern. Verweilen Sie dort mit einem etwas kräftigeren Druck bis Sie ausbreitende Wärme spüren. Mit dem entsprechenden Einfühlungsvermögen können Sie schon jetzt die Entspannung fühlen, die sich im Körper Ihres Partners ausbreitet. Wenn Sie

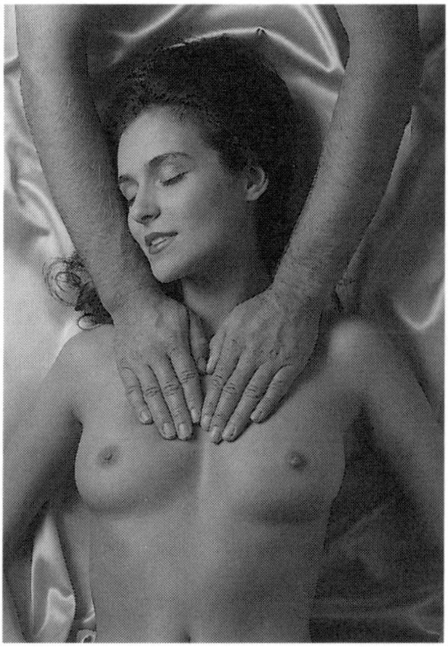

von oben, über seinen Kopf hinweg massieren, könnten Sie ihn jetzt, wenn Sie nackt massieren, „wie zufällig" mit Ihren Brüsten berühren. Je unbefangener Sie beide diese Berührung genießen, desto sinnlicher und lustvoller wird Ihre Partnermassage. Alle Sensoren stehen auf Empfang ... Streichen Sie mit den Fingerkuppen von den Schultern über das Schlüsselbein hin zum Hals und dann mit supersanften Bewegungen wieder zurück zur Außenseite der Schultern. Wenn sich genügend Wärme entwickelt hat, den ganzen „Weg" noch mal: Mit sanft aufgelegten Fingerkuppen nähern Sie sich in kleinen Kreisen dem Schlüsselbein und Halsansatz.

Um schöne Erinnerungen an die Brustmassage zu wecken, können Sie die Kreise dann auch ein bisschen größer werden lassen und Schultern, Halsansatz und Dekolletee, den Bereich über der Brust stimulieren. Dann konzentrieren Sie sich auf das kreisförmige Massieren der Schultern, die Arme liegen dabei ganz locker und leicht angewinkelt neben dem Körper. Diese Kreismassage darf ruhig ein bisschen energischer ausfallen, denn je besser die Schultern durchblutet sind, umso mehr Frieden zieht in den Körper Ihres Partners oder Ihrer Partnerin ein. Wenn er oder sie es mag: Ziehen Sie seine Arme nach oben und massieren Sie zart wie eine Feder die Grotte der Achselhöhlen. Hier entdecken auch Männer, sehr zu ihrer eigenen Überraschung, hochsensitive Punkte und erogene Zonen, von denen sie bisher gar nichts wussten. Die Botschaft geht

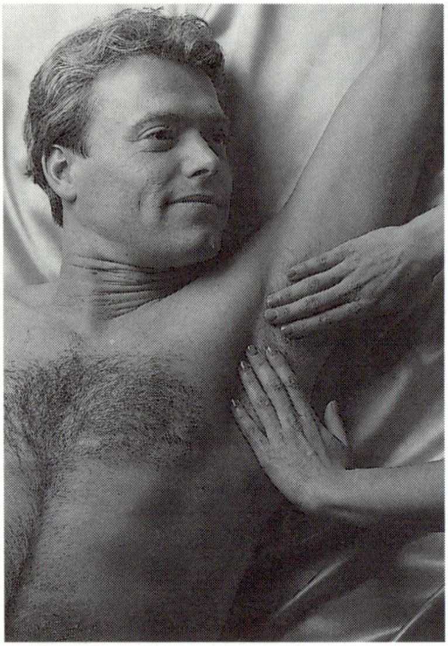

direkt ins Gehirn und von dort über den ganzen Körper: Das tut wahnsinnig gut, ich könnte vor Wonne zerfließen, ich empfinde Lust ... Dieses unerwartete Lustempfinden stellt sich natürlich nur ein, wenn Ihr Partner nicht kitzlig ist. Wenn doch, lassen Sie diesen Teil einfach weg. Wenn Sie es sich kräftemäßig zutrauen, können Sie für das Massieren der Achselhöhlen seinen Kopf auf Ihre Knie legen, seine Arme umfassen rückwärts Ihren Körper und Sie massieren gleichzeitig das Innere beider Achselhöhlen zunächst in kleinen Kreisen, dann drücken Sie sie systematisch durch, das heißt verharren an jeder Stelle ein bisschen mit behutsamem (!) Druck.

Der schönste Abschluss der Schultermassage ist das wellenförmige Ausstreichen von einer Schulter über Dekolletee und Brustansatz zur anderen Schulter. Stellen Sie sich in Gedanken eine von malerischen Wellen gekräuselte Wasserfläche vor. Lassen Sie sich in diese zarte Bewegung „hineinfallen", erahnen Sie den Rhythmus und versuchen Sie diese wellenförmigen Bewegungen nachzuempfinden und zu imitieren. Dazu spreizen Sie leicht die Finger, legen Sie ganz locker auf die Haut auf und stimulieren das Gewebe durch leichtes Vibrieren Ihrer Finger, durch sanftes Hin- und Herbewegen und Rotieren der Fingerkuppen. Ihr Partner kann gar nicht anders als befreit und tief durchzuatmen, genüsslich zu stöhnen. Denn wann war er oder sie zuletzt so entspannt, hat sich so wohl in seiner Haut gefühlt? Und konnte dies auch so offen zeigen? Gönnen Sie ihm oder ihr ein paar Takte Zeit, um dieses sensationelle Wohlgefühl in sich wirken zu lassen, die sich ausbreitende Wärme durch den Körper rieseln zu lassen.

Zur endgültigen „Abrundung" dieses Teils der Partnermassage „umhüllen" Sie seine oder ihre Schultern mit den Innenflächen Ihrer warmen, wohltuenden Hände. Machen Sie Ihre Hände noch weicher und „rund" und legen Sie sie beschützend um seine (ihre) Schultern. Verharren Sie so einen Moment, lassen Sie all Ihre Energien über Ihre Handflächen in ihn einströmen. Wenn Ihr Partner bei so viel Wohlbehagen und sinnlichem Genuss eine Erektion bekommt, so dürfen und sollen Sie beide unbefangen heiter und beglückt damit umgehen, denn sein „bestes Stück" kann nicht lügen. Sie dürfen sicher sein, dass Ihre Botschaft angekommen ist ...

Arme zum Festhalten, Hände zum Liebhaben

Sinnliches Neuland bringt ungeahnte Wonnen

Unser Körper erzählt die Geschichte unseres Lebens. Die Geschichte unserer positiven, leider aber auch negativen Erfahrungen, unserer Hoffnung, aber auch unserer Ängste und – ganz besonders – die Geschichte unserer unerfüllten Träume und unbefriedigten Wünsche. Sie glauben es nicht? Wenn wir uns bewegen, verraten der Körper und seine „Sprache", seine Gestik, oft mehr als tausend Worte. Wie wir uns fühlen, wie es innerlich in uns aussieht, wovor wir uns schützen wollen, wogegen wir uns, bewusst oder unbewusst, wehren. So unglaublich es klingen mag: Neben der Haltung Ihrer Schultern und Ihres Beckens, das heißt der Art, wie Sie stehen, sitzen und sich bewegen, verraten Ihre Arme unbeschreiblich viel über Ihren Gemütszustand. Über die Art, wie Sie dem Leben und Ihren Mitmenschen gegenüberstehen. Ob abwehrend und ängstlich oder ob voller Vertrauen, mit offenen Armen. Bereit, die Welt an sich herankommen zu lassen, neugierig aufs Leben, auf das Abenteuer Liebe: „Ich will einen Menschen lieb haben, will ihm gut tun. Und ich will geliebt werden."

Unterschätzen Sie also bitte nicht die Empfindungen, die während einer Armmassage bei Ihrem Partner und Ihnen selbst hervorbrechen, Verkrustetes auflösen, vielleicht wie ein Vulkan alles überfluten. Sie werden es gleich erleben: Mit der Massage der Arme „wühlen" Sie Ihren Partner oder Ihre Partnerin regelrecht auf. Die Intensität solcher Gefühle ist ganz besonders für den Mann noch immer verwirrend, wenn nicht gar beängstigend. Denn noch immer glauben ja manche, sie müssten ständig stark sein, dürften sich keine Schwächen erlauben, geschweige denn zeigen. Sie sehen also, die

Arme sind nicht nur einfach „Anhängsel" des Körpers, die zwar nützlich sind, denen Sie aber bei Ihrer ganz persönlichen und liebevollen Partnermassage keine besondere Aufmerksamkeit zu schenken bräuchten. Ganz im Gegenteil ...

Ihr Partner liegt vollkommen entspannt auf dem Rücken. Knien Sie sich seitlich neben ihn, in Höhe der Brust oder der Taille. Wenn Ihr Partner stark behaarte Arme hat, dürfen Sie etwas tiefer in den Cremetiegel greifen oder reichlich Öl in Ihre Handflächen geben, um zum einen die Gleitfähigkeit zu verbessern und damit Ihre „Arbeit" zu erleichtern und zum anderen nicht unnötig an den empfindsamen Haarwurzeln zu zerren. Die Gestaltung Ihrer Partnermassage bleibt natürlich ganz und gar Ihrer Kreativität überlassen. Einzige Voraussetzung jedoch, damit Sie optimal gelingt: Sie halten den Arm Ihres Partners hoch, in gar keinem Fall er oder sie. Umgreifen Sie dazu mit der linken Hand das Handgelenk des rechten oder des linken Arms und heben Sie den Arm ganz leicht an. Und zwar gera-

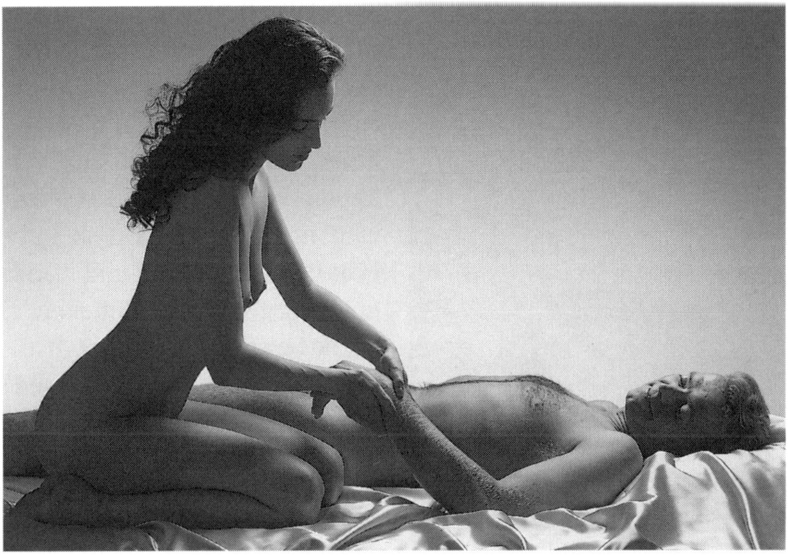

de nur so viel, wie Sie für Ihre Massagebewegungen brauchen. Weder darf Ihr Partner sich bei der Massage seiner Arme verkrampfen, weil er glaubt, er müsste den Arm selbst hochhalten oder Ihnen entgegenstrecken, noch darf es für Sie selbst anstrengend sein, seinen Arm zu halten.

Bevor Sie mit Ihrer Armmassage loslegen, noch etwas sehr Wesentliches, das natürlich für den gesamten Ablauf der Partnermassage gilt: Achten Sie auf Ihre Atmung! Das gilt sowohl für Ihren Partner wie auch für Sie selbst. Je tiefer und ruhiger Sie beide atmen, desto mehr Entspannung und unbeschreiblicher Genuss sind möglich. Machen Sie es sich bitte während der gesamten Massage bewusst: Jede Unterbrechung des rhythmischen Atmens führt zu Verkrampfungen und unterbricht den Energiefluss. Und gerade den wollen Sie ja durch die Macht Ihrer Hände (wieder) in Gang bringen. Wenn Ihr Partner abrupt die Luft anhält oder nur ganz flach atmet, dann zeigt das an, dass ihm etwas wehtut oder er noch nicht so gelöst und entspannt ist, wie er es eigentlich sein müsste. Das ist jetzt der Moment, ihm wieder einmal vertrauensvoll in die Augen zu schauen, ihn zu bitten Ihnen seine Gedanken anzuvertrauen, sich seelisch hinzugeben. Und natürlich den Druck Ihrer Hände noch sanfter und damit noch magischer zu gestalten ...

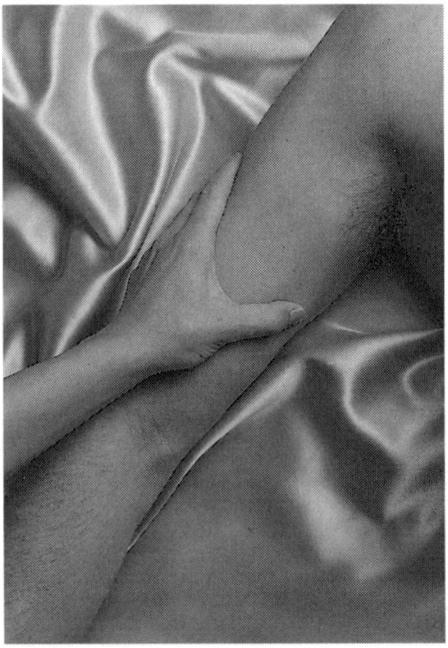

Sie beginnen mit betont rhythmisch-ruhigen und „langen" Streichbewegungen am Handgelenk, umhüllen – soweit es die Größe Ihrer Handfläche und die Länge Ihrer Finger zulassen –

den Arm Ihres Partners und streichen sanft vom Handgelenk bis hoch zu den Schultern. Je näher Sie dem Oberarm kommen, desto mehr wird sich Ihre Hand öffnen. Dabei sollten Sie versuchen mit der ganzen Fläche Ihrer Hand so viele Berührungspunkte mit dem Arm Ihres Partners zu finden, damit er sich wohlig-behütet-umhüllt wie eine Seidenraupe in ihrem Kokon fühlt. Dieses wohlig-wollüstige Gefühl der Geborgenheit, Wärme und Zuwendung löst ein schier unbeschreibliches Empfinden von (leider) nicht allzu oft erlebter Sinnlichkeit aus. Wie auch bei den anderen Teilen der Partnermassage gilt für die Massage der Arme: Nach oben hin kräftiger, die Streichbewegungen zurück nach unten zur Ausgangsposition, also zu den Handgelenken, werden sehr viel zarter durchgeführt.

Die Erklärung für diese Reihenfolge ist aus medizinischer Sicht einfach: Das Ziel jeder Massage, ganz gleich, welche Technik Sie anwenden und wie stimulierend-sinnlich sie sein soll, ist immer eine verbesserte Durchblutung und damit eine bessere Aufnahme von lebenswichtigem Sauerstoff. So werden Gift- und Schlackenstoffe, die sich im Laufe eines Tages voller Hektik und Stress angesammelt haben und oft zu schmerzhaften Verspannungen führen, schneller abtransportiert, sozusagen „weggeschwemmt" und abgebaut. Damit verschwindet auch die Anspannung. Die verbesserte Durchblutung bewirkt, dass das Blut schneller zum Herzen hin transportiert wird. Das heißt durch äußerlich ausgeführte Streich-, Druck- oder Pumpbewegungen wird das Herz bei seiner Aufgabe, 24 Stunden unentwegt das Blut durch den Körper zu schleusen, sinnvoll unterstützt und entlastet. Da die Venen, die das Blut zum Herzen zurückführen, relativ dicht unter der Hautoberfläche liegen, erleichtert die Massage zum Herzen hin ihre Arbeit.

Hätten Sie gedacht, dass Sie bei Ihrer ganz persönlichen Partnermassage so viel auch für das Herz Ihres Liebsten oder Ihrer Liebsten tun? Körperliche und seelische Streicheleinheiten satt, Genuss „pur", das Herz schlägt höher ...

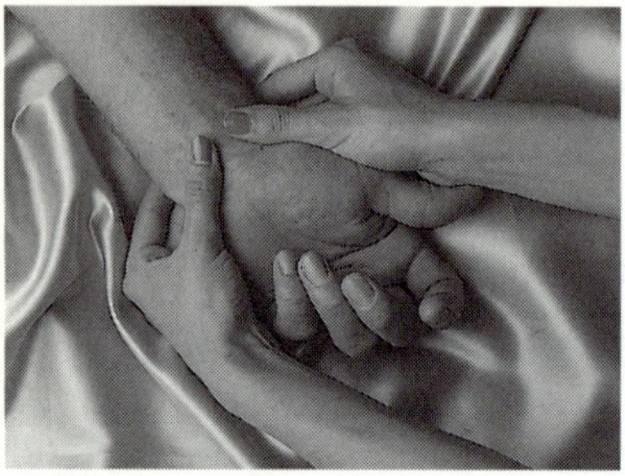

Nach mehrmaligem kräftigen Aufwärts- und sanftem wieder Abwärts-Streichen bereitet die Massage der Innenseite des Handgelenks besonderes Wohlbehagen. Drehen Sie seinen Unterarm nach außen und massieren Sie die an dieser Stelle besonders sensiblen und für Streicheleinheiten ansprechbaren Partien mit Ihren Daumenkuppen. Kleine, kreisförmige Massagebewegungen an dieser Stelle jagen – ohne Übertreibung – Ihrem Partner oder Ihrer Partnerin wahre Wonneschauer über den Rücken.

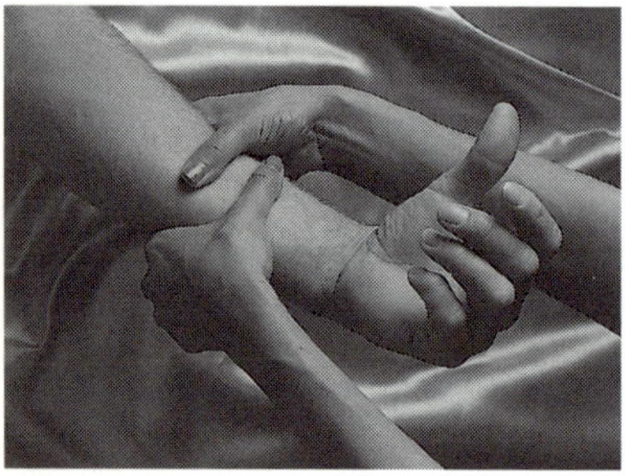

Wechseln Sie die kreisenden Bewegungen ab mit Streichbewegungen in Richtung Armbeuge und zu den Außenseiten der Handgelenke hin. „Bearbeiten" Sie so Stück für Stück den ganzen Arm. Lassen Sie keinen Zentimeter aus, es lohnt sich: Schauen Sie ihm in die Augen oder hören Sie genau hin, wenn er vor sich hinmurmelt: „Wenn du wüsstest, wie gut das tut ...".

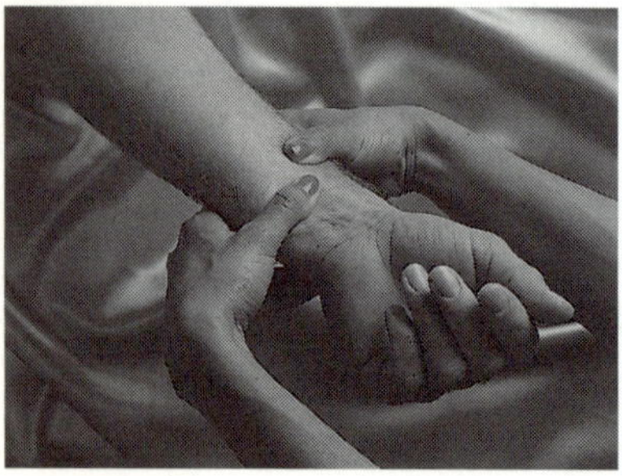

Vielleicht machen Sie eine kleine „Vorwarnung", denn nach der „sanften Tour" dürfen, ja sollen Sie Ihrem Partner jetzt etwas kräftiger kommen – mit dem so genannten „Armkneten". Dieses Durchkneten der Arme mit ihren langen Armmuskeln wird von Frauen und Männern gleichermaßen geschätzt und lustvoll genossen, denn der optisch-kosmetische Effekt ist enorm: Muskeltonus und Bindegewebe werden stimuliert und gestrafft – Arme zum Festhalten, Arme zum Streicheln schön ...

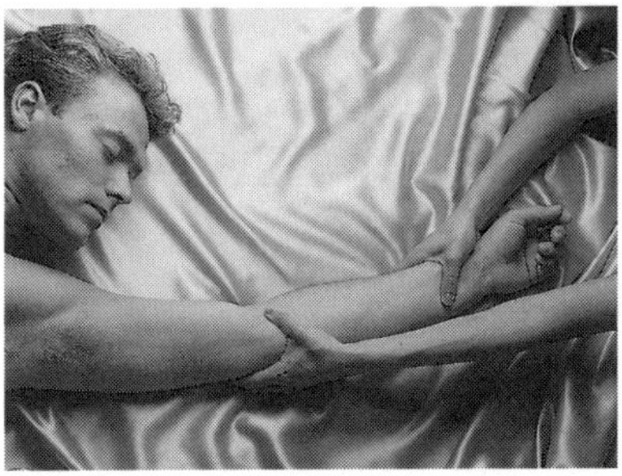

Kneten Sie zwischen Daumen- und Zeigefinger systematisch jeweils nur ein kleines Stück des Armes durch – vom Handgelenk bis zur Schulter. Zuerst die Innenseite der Arme, dann die Außenseiten. Wenn Sie mit beiden Händen gleichzeitig „arbeiten" wollen, kann Ihr Partner seinen Arm auf die Massageunterlage, vielleicht ein gerolltes Frotteetuch, legen und jeweils entsprechend nach außen oder nach innen drehen. Oder Sie winkeln seinen Arm am Ellenbogen ab und stützen ihn. Dann schütteln Sie seine Arme aus und dehnen sie behutsam. Dafür nehmen Sie seinen Arm und drehen ihn nach oben, bis er – gerade durchgestreckt – hinter seinem Kopf liegt. Sie knien ein Stück hinter seinem Kopf, sodass Sie seinen Arm am Handgelenk umfassen und „stretchen" können. Dann beginnen Sie sanft zu ziehen. Steigern Sie die Dehnung so lange, wie es Ihrem Partner gut tut. Zusätzlich können Sie bei diesem Ziehen behutsam kreisende Bewegungen in der Luft machen und zwischendurch den Arm ein bisschen „ausschütteln". Hier gilt ganz besonders: Behutsamkeit ist mehr. Wenn Ihr Partner nicht kitzlig ist, tut eine zarte Druckmassage der Achselhöhlen besonders gut. Gehen Sie auch hier großzügig mit dem Öl um, wenn die Achselhöhlen stark behaart sind.

Wenn Sie noch Lust, Zeit und Kraft haben, machen Sie doch eine „Zugabe": die so genannte Feuermassage. Sie legen die Hand-

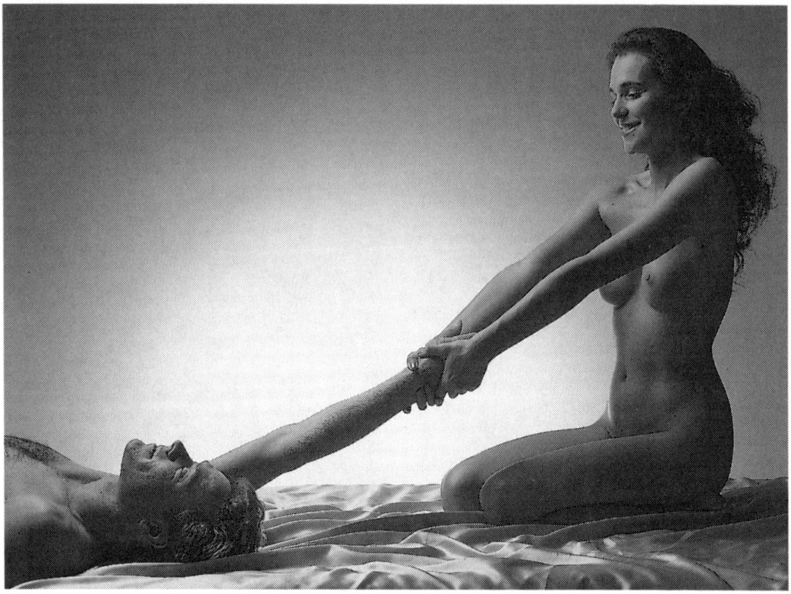

kante Ihrer beiden Hände auf und „rubbeln" den ganzen Arm ab. Je „heißer" Sie ihn rubbeln, desto wohler wird er sich fühlen. Um Ihnen dann genüsslich seine Hände zu überlassen ...

Gesteuert werden die Hände von der Kommandozentrale Gehirn. Tausende von Tastkörperchen sorgen für Sensitivität und „Ansprechbarkeit". So sind auch die Hände nicht irgendein „Anhängsel", sondern „Empfänger" selbst für die zärtlichsten Botschaften, vor allem für die Botschaft „Glück". Beginnen Sie mit der Massage des Handrückens. Halten Sie dafür seine Hand mit der Innenseite nach unten und fahren Sie mit Ihren Fingern ganz zart entlang der

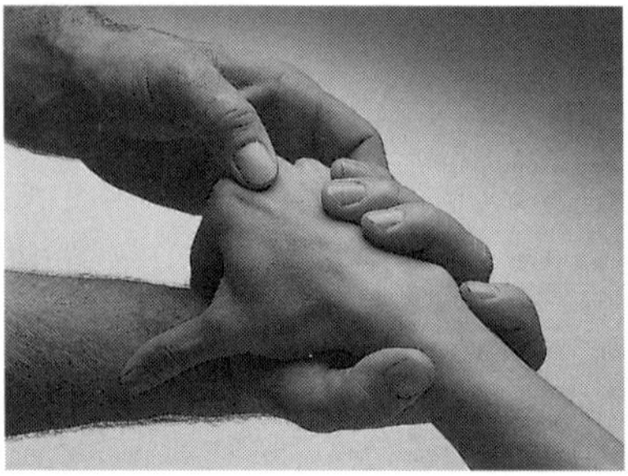

Sehnen, die auf dem Handrücken verlaufen. Stellen Sie sich dabei die Sehnen als „Berge" und die dazwischen tiefer gelegenen Stellen als „Täler" vor. Durchfahren Sie mit den Daumenspitzen ein „Tal" nach dem anderen. Dann drücken Sie die jeweils am Ende eines Tales liegenden Häutchen zwischen den Fingern. Damit stimulieren Sie ganz besonders den Lymphfluss, denn nach den neuesten Erkenntnissen aus der Reflexzonentherapie liegen hier ganz spezielle Punkte, die für den freien Fluss der Energien im Körper sorgen.

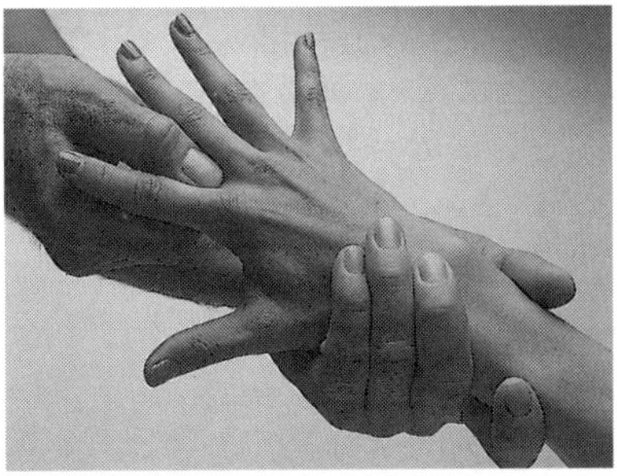

Als Nächstes bringt das Kreisen mit den Daumenkuppen auf dem Handrücken eine extra Portion Genuss. Beginnen Sie sanft mit kleinen Kreisen, lassen sie immer größer werden – über das Handgelenk hinaus – und verstärken allmählich den Druck. Jetzt lassen Sie die Handgelenke kreisen. Umgreifen Sie mit der einen Hand den Arm Ihres Partners oder Ihrer Partnerin oberhalb des Handgelenks und bringen Sie mit der anderen Hand sein Gelenk zum „Rotieren". Fünfmal nach rechts, fünfmal nach links herum. Dann ist die Innenfläche seiner Hand an der Reihe: Kneten Sie mit kräftigen Druckbewegungen Ihrer Daumenkuppe die Handfläche durch bis hin zum Ansatz der Finger und bis hoch zum Handgelenk. Lassen Sie Ihre Daumenkuppen wieder kreisen und streichen Sie zart entlang der Fingerinnenseiten von den „Häutchen" zwischen den einzelnen Fingern bis zur Fingerspitze. Mit Daumen und Zeigefinger können Sie die Druckstärke besonders gut kontrollieren.

Zu den wohltuendsten Entspannungsgriffen gehört das Kneten der einzelnen Finger. Auch hier gilt: keine starren Regeln, keine festgelegte Reihenfolge. Das Kneten jedes einzelnen Fingers besteht aus Drücken, Pressen, Reiben und Kreisen mit Ihren Fingern. An „seiner" oder „ihrer" Reaktion werden Sie spüren, wie gut diese Streicheleinheiten ankommen.

Den Ausklang der Handmassage bildet immer das „Stretchen" und „Auszupfen" der Finger. Nehmen Sie jeden Finger zwischen Daumen und Mittel- und Zeigefinger und ziehen Sie behutsam so lange daran, bis Sie Widerstand spüren. Streichen Sie dann wieder

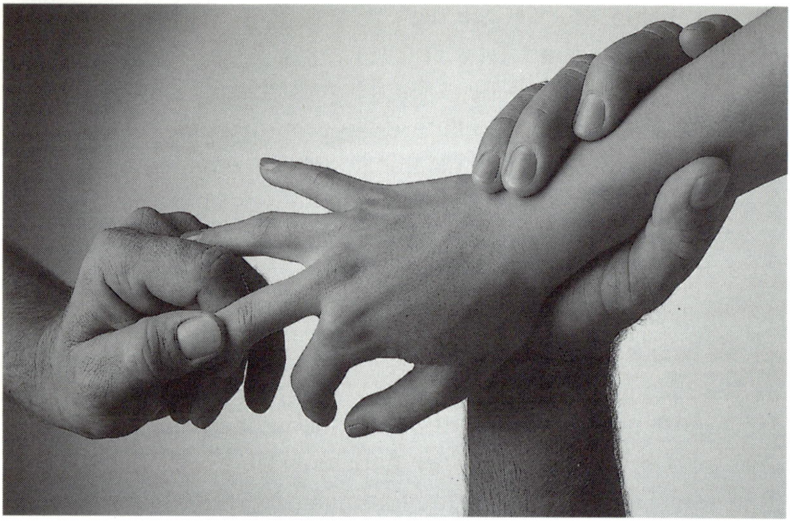

zart zurück bis zum Ansatz des nächsten Fingers. Ganz ruhig, ganz ausgeglichen, ganz friedlich. Lassen Sie diesen Frieden, diese innere Harmonie von Ihren warmen Händen auf seinen Handrücken überfließen, legen Sie Ihre Hände beschützend auf seine, bevor Sie dann mit der anderen Hand beginnen. Sie beide wissen jetzt um das Geheimnis: Hände sind zum Liebhaben, sie haben eine Fülle an erogenen Zonen und sind in reicher und subtil-sinnlicher Weise ansprechbar.

Geliebter Partner, geliebtes Gesicht

Zaubergriffe für Gesicht, Hals und Kopfhaut

Wer je in den Genuss einer Partnermassage für Gesicht, Hals und Kopfhaut gekommen ist, wird nicht mehr darauf verzichten wollen. Denn diese Streicheleinheiten verleihen nicht nur der Seele Flügel, sie haben auch großen Einfluss auf das Aussehen: Je entspannter ein Mensch ist, umso entspannter ist auch sein Gesicht. Und ein entspanntes Gesicht ist immer auch ein schönes Gesicht! Gerade weil in unserer westlichen Welt die meisten Menschen überwiegend „mit dem Kopf" leben und glauben sich allzeit „im Griff" haben zu müssen, stehen Gesicht und Kopf unter Dauer-Stress. Statt ganz natürliche Empfindungen wie Wut, Angst oder Frustration über den Bauch, den Sitz der Seele, zuzulassen, wird alles zunächst fein säuberlich vom Gehirn registriert und beurteilt. Und wenn die Gefühle uns nicht passen oder zu sehr aus dem Gleichgewicht bringen würden, werden sie anscheinend „weggesteckt" und verdrängt. Dass eine derart intensive „Kopfarbeit" ihre Spuren hinterlässt, versteht sich von selbst: Verspannungen im Nacken, vor allem bei Männern oft im Kieferbereich, bei Frauen im Stirnbereich können selbst dem schönsten Gesicht Harmonie und Ausstrahlung nehmen.

Sie wissen jetzt um den Extra-Genuss, den Sie Ihrem Partner oder Ihrer Partnerin mit nur 10 Minuten Gesichts- und Kopfmassage schenken können. Und keine Bange: Auch wenn die Gesichts- und Kopfhaut „dünnhäutiger" und empfindlicher ist – falsch machen können Sie nichts, wenn Sie ganz und gar auf Ihren Partner eingehen. Lauschen Sie dem Rhythmus seines Atems. Einfühlungsvermögen und die Fähigkeit zur Hingabe bedeuten mehr als spezielle Massagegriffe. Erforschen Sie mit Ihren Händen, Fingern und

Fingerkuppen, was ihm oder ihr gut tut, nach welcher Berührung in welcher Intensität sein Gesicht lechzt ...

Während der Gesichtsmassage können Sie neben Ihrem Partner oder hinter seinem Kopf knien. Oder Sie setzen sich, mit ein paar dicken Kissen im Rücken, auf den Boden, strecken zu Ihrer eigenen Entspannung die Beine aus und legen den Kopf Ihres Partners oder Ihrer Partnerin auf Ihre Oberschenkel. Zur Massage verwenden Sie am besten eine spezielle Gesichtscreme oder ein nicht fettendes Öl und nur eine winzige Menge. Manche Männer haben eine Aversion gegen Cremes – fragen Sie ihn, ob er mit einer dünnflüssigen Gelemulsion, zum Beispiel einem fettfreien Sonnenschutzmittel, einverstanden ist. Auf gar keinen Fall sollten Sie das Körperöl verwenden, das Sie bisher genommen haben, denn die darin enthaltenen ätherischen Öle sind zwar Balsam für Körper und Sinne, aber auf der zarten Gesichtshaut, vor allem im Augenbereich, könnten sie allergische Reaktionen auslösen.

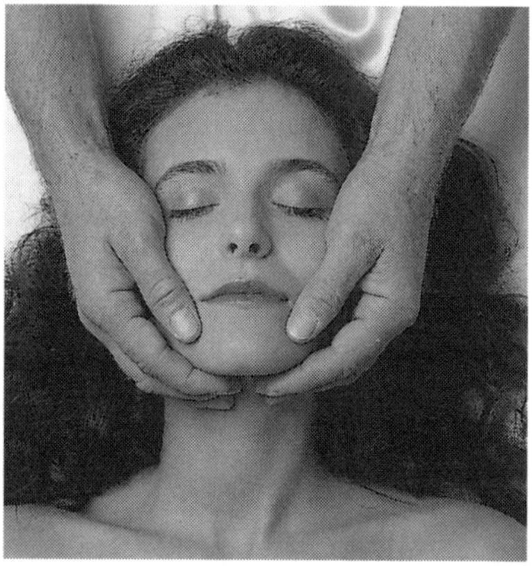

Im Gesicht spiegeln sich alle emotionalen Empfindungen wider, die Züge sind durch die geistige Einstellung geprägt. Und so begeben Sie sich jetzt – als schönsten Auftakt für die Gesichtsmassage – auf eine der aufregendsten und sinnlichsten Entdeckungsreisen: Ertasten und erforschen Sie mit den Fingerspitzen sein oder ihr Gesicht, streichen Sie entlang seiner Wangenkonturen, seiner Schläfen, seiner Nase, seiner Lippen, seines Kinns, seiner Ohren, seiner Stirn. Streichen Sie mit der Zartheit einer Feder über seine Augenlider, ziehen Sie kleine Kreise um die Augen herum. Liebkosen Sie das ganze Gesicht, erfühlen Sie seine

Gefühlsregungen unter Ihren Fingerkuppen. Legen Sie zwischendurch Ihre warmen Handflächen auf Stirn und Wangen, hüllen Sie das Gesicht Ihres Partners oder Ihrer Partnerin beschützend ein. Die wohlig-wonnigliche Reaktion zeigt sich umgehend: Sein oder ihr Gesicht blüht förmlich auf, ist zart durchblutet und wunderbar glatt.

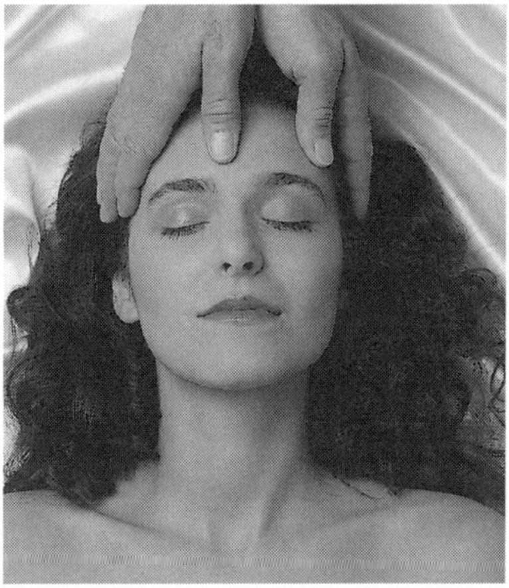

Ein vorher vielleicht zusammengebissener Kiefer, ein Zeichen unterdrückter Angst oder von nicht verkraftetem Stress, hat sich wundersam gelockert, die Gesichtszüge werden mit jeder Sekunde friedlicher. Massieren Sie jetzt die Stirn mit Ihren Daumenkuppen, ziehen Sie kleine Kreise von innen nach außen, also von der Nasenwurzel über die Augenbrauen bis hoch zum Haaransatz. Dann fahren Sie mit sanften Bewegungen senkrecht von den Augenbrauen zum Haaransatz und zurück die gesamte Stirn ab, so lange bis sich auch das letzte „Zornesfältchen" entspannt und geglättet hat. Dann streichen Sie die Stirn mit Querbewegungen aus, das heißt mit dem Daumen jeweils von der Stirnmitte zur Schläfe hin. Wer unter starker innerer Anspannung steht und deshalb häufiger Kopfschmerzen hat, wird dieses Ausstreichen wie ein belebendes Elixier empfinden. Für Menschen, die oft die Stirn runzeln, ist der kosmetische Effekt dieser „Effleurage" nicht zu übersehen: Alle Spuren werden wie durch Geisterhand geglättet!

Beenden Sie die Stirnmassage mit der „Stirn-Pressung": Legen Sie eine Handfläche so breit wie möglich voll auf die Stirn und verstärken Sie mit der anderen Hand ein bisschen den Druck. An der

Reaktion Ihres Partners sehen Sie sofort, wie weit Sie gehen können. Dann massieren Sie mit kleinen kreisenden Bewegungen Wangen und Schläfen und ziehen Schleifen in Form einer „8". Der nächste Massagegriff tut nur bei absoluter Freiwilligkeit gut: die Massage der Augäpfel. Bitten Sie Ihren Partner oder Ihre Partnerin, die Augen zu schließen, dann massieren Sie die dünne Haut der Lider und damit den Augapfel mit federleichten Fingern. Wenn Ihr Partner nicht von sich aus wohlig stöhnt, fragen Sie unbedingt, ob es ihm gut tut, ob ihm die sanfte Durchblutung den Alltagsdruck von den Augen nimmt. Danach darf es wieder ein bisschen energischer zugehen: Mit langen Massagestrichen von der Mitte des Kinns bis hoch zu Wangen und Ohren. Kinn und Kiefer entspannen sich wunderbar, verlieren ihre (oft aufgesetzte) Trotzigkeit und Verspanntheit. Die neu fließenden Energien machen Mund und Lippen wundersam weich und voll. Das Kneten der Ohrläppchen rundet diesen Genuss ab, prickelnde Wärme breitet sich bis hin zur Kopfhaut aus.

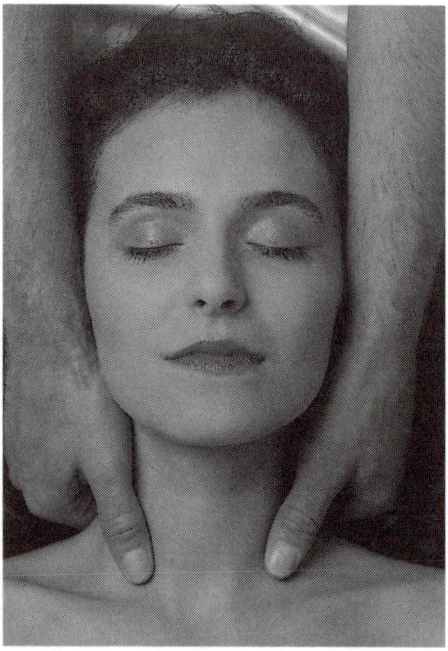

Jetzt ist der Hals dran: Umschließen Sie den Hals Ihres Partners so, dass Ihre Finger seinen Nacken stützen und die Daumen vorne liegen. Streichen Sie mit beiden Händen vom Halsansatz bis hoch zum Kinn und wieder zurück. Drehen Sie den Kopf Ihres Partners dann behutsam auf die Seite und streichen Sie die seitlichen Halspartien aus. Sie können dieses Ausstreichen von der Mitte des Halses bis zum Haaransatz und wieder zurück mit den Daumenkuppen oder mit der ganzen Handfläche durchführen.

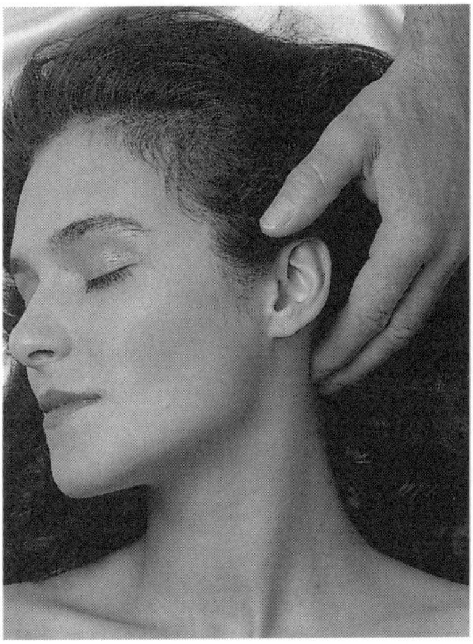

Jetzt ist der Teil dran, der mit am meisten darüber aussagt, wie das Leben mit uns „umspringt" und wie wir damit umgehen: der Nacken. Auch wenn wir uns oft äußerlich nichts anmerken lassen (dürfen), der Nacken lügt nicht. Er hat alles gespeichert, was auf uns niederprasselt. Ihn zu lockern und zu entkrampfen ist daher ein besonders schöner Liebesdienst. Legen Sie beide Hände unter den Nacken Ihres Partners oder Ihrer Partnerin, die Handflächen nach oben. Winkeln Sie Ihre Fingerspitzen leicht an und „trommeln" Sie damit den Nacken hoch und runter, bis hin zur Wirbelsäule. Führen Sie dann eine Druckmassage durch. Dafür halten Sie den Druck Ihrer Fingerspitzen jeweils ein paar Sekunden in der Art einer Shiatsumassage. Die „Tsubos", die wichtigen Druckpunkte am Nacken, reagieren hier besonders positiv und sich wohlig verbreitende Wärme ist der prompte Beweis. Gehen Sie bis in den Haaransatz hoch, auch wenn sich die Nackenhaare bei der ungewohnten Behandlung vielleicht ein bisschen sträuben.

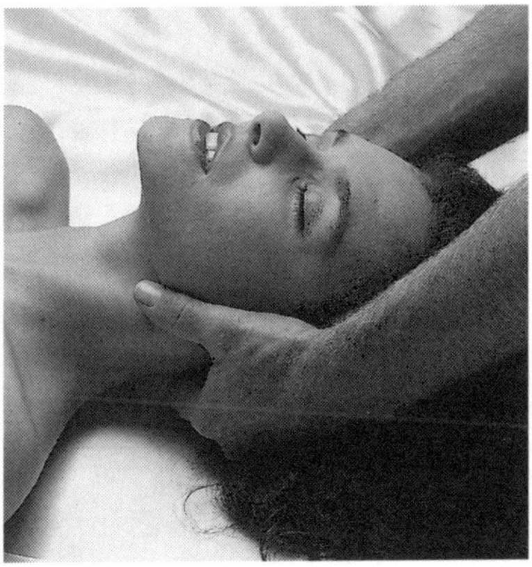

Zum Abschluss folgt ein „Stretching", das besondere

Behutsamkeit verlangt. Ziehen Sie – Ihre Hände sind unter dem Nacken Ihres Partners – seinen Kopf zu sich hoch. Dieser Massagegriff ist deshalb so wohltuend, weil Sie damit die einzelnen Halswirbel auseinander ziehen, die vor allem bei sitzender Tätigkeit oft zu dicht aufeinander gedrückt sind. Doch wie nahezu bei keinem anderen „Griff" in der Partnermassage ist Behutsamkeit angesagt: Kein ruckartiges Ziehen oder übertriebenes Dehnen sind erlaubt, gefragt und beruhigend-wohltuend ist einzig ein sanftes, einfühlsames Stretchen und Dehnen.

Die nächste Übung ist bei Frauen, je nachdem was anschließend auf dem Programm steht, nicht so gefragt, bei Männern löst sie erst den richtigen „Kick" aus: die Massage der Kopfhaut. In diesem Moment sind weder Frisur noch Aussehen wichtig, wonach „man(n)" jetzt lechzt, sind Streicheleinheiten, die unbeschreiblich wohltuende Wärme und Wohlgefühl verbreiten, sich wasserfallartig von der Kopfhaut aus über Gesicht, Hals, Sonnengeflecht bis in die Zehenspitzen ausbreiten. Verspannungen werden von der Wärme förmlich weggeflutet, negative Gedanken haben bei so viel Wohlempfinden gar keine Chance. Wenn Sie sich bewusst machen – wieder einmal –, welche Macht in Ihren Händen liegt und welche Wonnemomente Sie Ihrem Liebsten bereiten können, werden Ihre Finger noch einfühlsamer.

Sie sitzen völlig entspannt hinter seinem Kopf, die Musik haben Sie jetzt ganz leise gestellt, die Außenwelt ist weit weg, es gibt nur Sie und Ihren Partner, Hingabe und Zärtlichkeit erfüllen den ganzen Raum. Die Massage der Kopfhaut können Sie „trocken" durchführen oder, wenn er dies möchte, mit einer speziellen Friktion oder einem Öl für die Kopfhaut. Setzen Sie Ihre leicht gespreizten Finger von oben auf die Kopfhaut und tun Sie so, als ob Sie „shampoonieren": Lockern und verschieben Sie durch Kreisbewegungen die Kopfhaut, verharren Sie kurz auf den einzelnen Punkten. Ruhig, gleichmäßig und sehr rhythmisch kreisen und drücken Ihre Finger über die Kopfhaut, ohne dabei an den Haarwurzeln zu zerren. Bearbeiten Sie so die ganze Kopfhaut vom Haaransatz bis hin zu den Schläfen und dem Nacken. Abschließend „umhüllen" Sie seinen Kopf liebevoll mit Ihren Händen, legen Sie Ihre weichen Handflächen auf seine Stirn, über die Augen und an die Schläfen. Sie dürfen fest daran glauben, dass Sie seine Gedanken beeinflussen und in die Richtung lenken können, die Ihnen vorschwebt ... Nur ganz selten ist das Gefühl der Zweisamkeit und Intimität so intensiv wie in diesem Moment. Schöpfen Sie daraus Kraft!

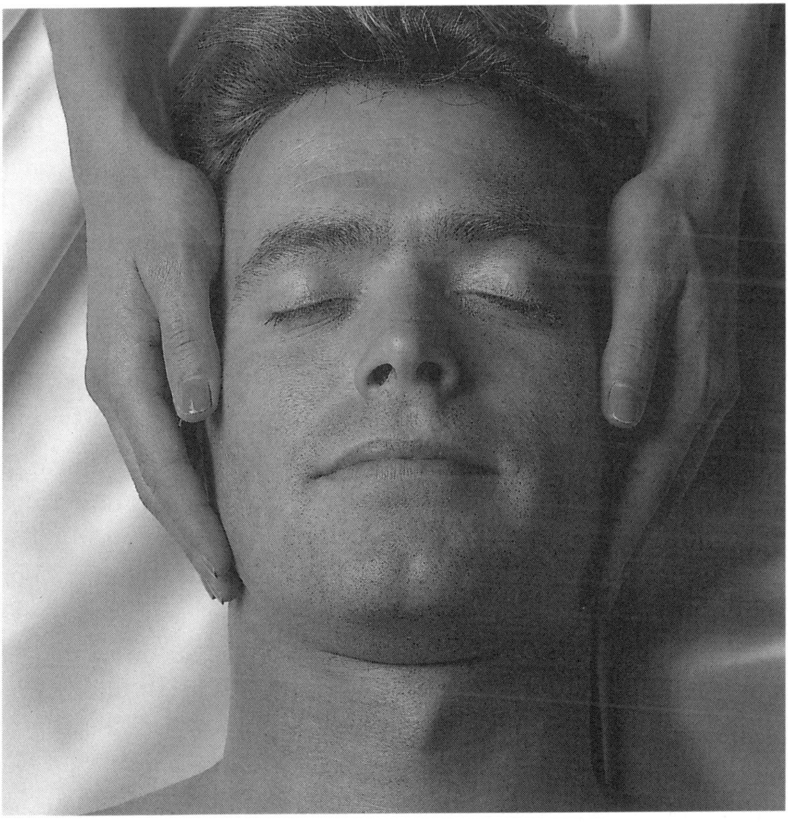

Alle Sinne wecken

Die erotisierende Wirkung einer Po- und Rückenmassage

Nach der Lehre der indischen und tibetanischen Yogis hängt unsere seelische und geistige Verfassung viel stärker vom Zustand unserer Wirbelsäule und unseres Rückens als von irgendeinem anderen Körperteil ab. Sie sind das Zentrum von Vitalität und Energie. Emotionale Spannungen, Dauerstress und körperliche Erschöpfung zeigen sich hier zuerst. „Wenn dein Rücken in Ordnung ist, geht es auch deiner Seele gut", sagte mir ein Masseur bei einer Reise durch Tibet. Und er hat Recht. Wenn Sie sich dies bei Ihrer Partnermassage bewusst machen, werden Sie Rücken und Po Ihres Partners oder Ihrer Partnerin besonders gerne mit 10 Minuten Aufmerksamkeit bedenken ... und vielleicht ja auch noch mit mehr!

Dass der Po mit einbezogen wird, ist selbstverständlich. Hier befinden sich jede Menge Muskeln und Bindegewebe, die auf straffende und lockernde Massagegriffe besonders gut ansprechen. Für Menschen, die viel sitzen, bringt das Massieren der Lendenwirbel und des strapazierten Steißbeins besondere Entspannung und damit gute Laune. Sie und Ihr Liebster oder Ihre Liebste sind sich unbeschreiblich nahe und vertraut, ein besonders kostbarer intimer Moment, den es im Alltag nicht oft gibt.

Für diese Massageeinheit legt sich Ihr Partner auf dem Bauch. Cremen oder ölen Sie Ihre Handflächen großzügig ein und beginnen Sie zum Auftakt mit breitflächigen, besonders rhythmischen Streichbewegungen von den Knöcheln an aufwärts. Umfassen Sie mit beiden Händen Waden und Oberschenkel, dann streichen Sie sanft wieder zurück zu den Fersen. Wichtig: Damit Sie sich selbst nicht verkrampfen oder es für Sie anstrengend wird, knien Sie über seinen Beinen oder seitlich daneben. Bei den Aufwärtsbewegungen darf der Druck kräftiger sein, das Zurückgleiten fällt sanfter aus.

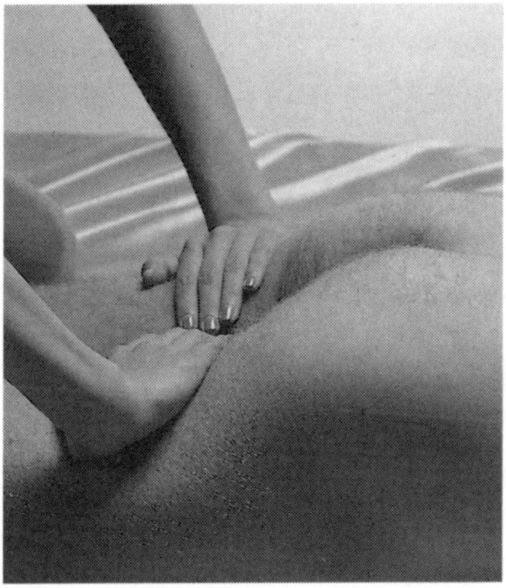

Rücken Sie dann ein Stückchen höher und knien Sie neben dem Po Ihres Partners oder Ihrer Partnerin. Jetzt sind all Ihre Energien gefragt: Jeder, selbst Menschen mit sehr zierlichem Po, empfindet kräftiges Kneten, Hacken (mit den Handkanten) und Klopfen als höchst angenehm. Ballen Sie Ihre Hände zu „Fäusten" und kneten Sie so jeden Zentimeter durch. Für einen sensationellen Durchblutungseffekt können Sie Ihre Fäuste auch auf der Stelle rotieren lassen, also locker aus dem Handgelenk von links nach rechts und umgekehrt. Das i-Tüpfelchen für Wonneschauer: die Klopfmassage mit den Handrücken. Wonne, Wärme, Genuss pur ... Dann legen Sie eine Hand breitflächig auf eine Poseite, legen die andere darüber und lassen beide Handflächen in kreisenden Bewegungen über den Po gleiten, hoch bis zur Taille und bis zum Ansatz der Oberschenkel. Bevor Sie die Taille massieren, streichen Sie beide Pobacken von der Mitte bis zu den Seiten des Körpers aus, wobei Ihre Hände in entgegengesetzter Richtung massieren. Genießen Sie dabei die kleinen genüsslichen Seufzer Ihres Partners oder Ihrer Partnerin, denn er oder sie ist gerade dabei, völlig unerwartete und neue erogene Zonen seines Körpers zu entdecken und auszukosten. Für die Massage von Taille und Hüften dürfen Sie noch mal großzügig in den Cremetopf greifen. Streichen Sie in

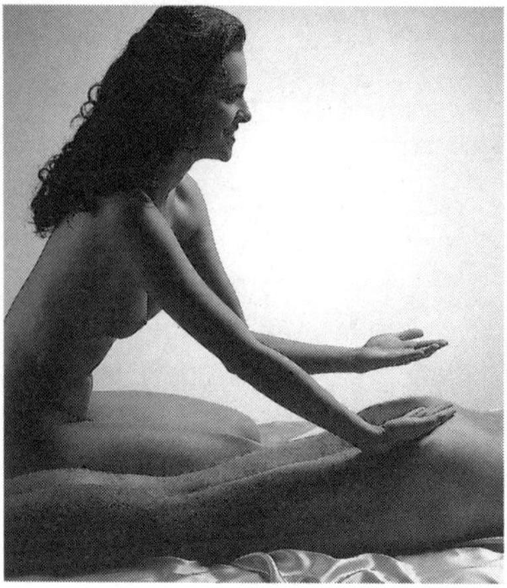

breitflächigen Bewegungen von einer Taillenseite zur anderen, dann ziehen Sie kleine Kreise von der Taille zu den Hüften und kneten zwischen Daumen und Zeigefinger Zentimeter für Zentimeter durch. Dann als ruhiger Abschluss: Sanftes rhythmisches Ausstreichen von der Mitte aus zu den Seiten hin.

Für die eigentliche Rückenmassage knien Sie sich jetzt mit gespreizten Beinen über die Beine Ihres Partners oder Ihrer Partnerin oder – falls Sie im Stehen massieren – stellen Sie sich seitlich neben ihn. Er oder sie kann – je nach Geschmack – den Kopf auf seine verschränkten Arme legen oder sein Gesicht direkt auflegen und die Arme seitlich entspannt hinlegen. „Schieben" Sie mit kräftigen Bewegungen seinen Rücken nach oben, das heißt Sie massieren energisch und mit Druck am Steißbein beginnend bis hin zu den Halswirbeln mit breit geöffneten Handflächen die ganze große Fläche des Rückens. Auf dem „Rückweg" legen Sie Ihre Finger in die „Rinne" neben der Wirbelsäule und drücken sanft, wie bei einer Shiatsumassage, punktweise jede Stelle. Dann „tasten" Sie die Wirbelsäule hinauf jeden einzelnen Wirbel ab und verstärken das Wohlbefinden durch sanften Druck. Wenn

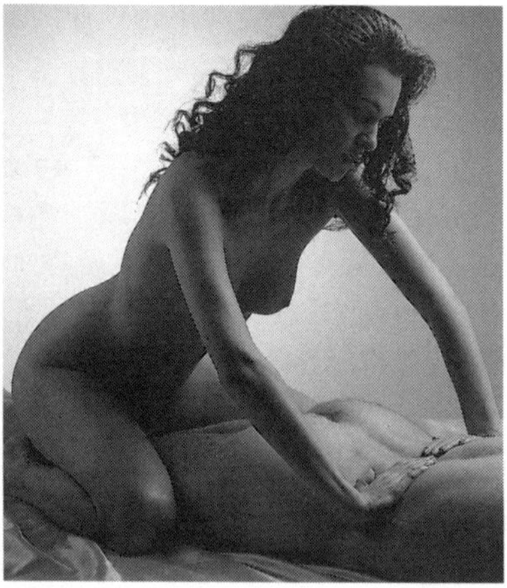

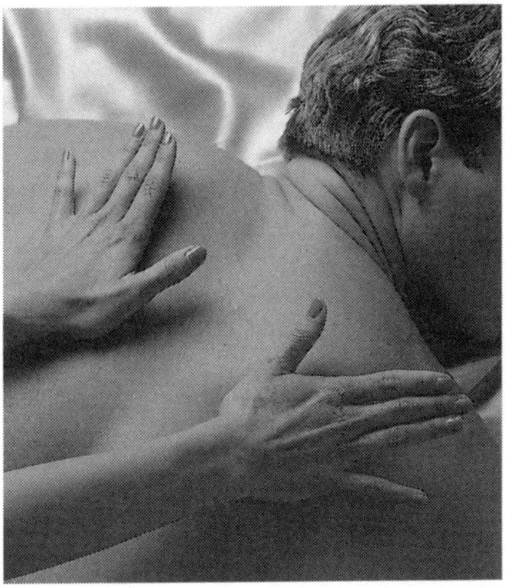

Sie dabei eine Hand auf die andere legen, lässt sich dieser sanfte Druck optimal regulieren. Auf dem Weg zurück lassen Sie Ihre Hände breitflächig nach unten gleiten. Von diesem Massagegriff profitieren die so genannten Rumpfstrecker, die parallel zur Wirbelsäule verlaufenden langen Muskeln, besonders. Der anschließende Massagegriff wirkt sehr anmutig und elegant: Sie streichen mit auswärts gestellten Handgelenken die Schulterblätter bogenförmig von der Mitte bis hin zu den Schultern, dabei umhüllen Sie liebevoll und zärtlich die Rundungen, empfinden ihre Formen nach. Dann kneten Sie die Muskeln von den Schultern hoch zu Nacken und Hals. Ausnahmslos jeder Mensch genießt diesen Massagegriff ganz besonders, selbst wenn er keine Verspannungen in diesem Bereich haben sollte. Durch die verstärkte Durchblutung werden Kopf und Gehirn gründlich stimuliert, Fantasien werden in Gang gesetzt, das geistige „Heimkino" lässt einen ganz besonderen Film ablaufen. Partnermassage eben ...

Jetzt kreisen Ihre Handflächen auf den Schulterblättern, gehen Sie mit Ihren Fingerkuppen auf Entdeckungsfahrt. Eigentlich versteht es sich ja von selbst: Je kürzer Ihre Fingernägel – nicht nur bei dieser Übung – sind, desto ungetrübter ist der Genuss. Lust statt Frust – nicht zuletzt auch durch die angenehme Länge der Fingernägel. Das können Sie umgehend testen, denn bei der nächsten Übung wird Fingerspitzengefühl verlangt: Machen Sie Handgelenke und Finger ganz geschmeidig und locker und kraulen Sie seinen oder ihren Rücken so, als ob Sie Wellen durch Sand oder Wasser ziehen. Je ruhiger und rhythmischer Sie diese Bahnen ziehen, desto schöner überträgt sich der „Fluss" der Wellen auf Körper und Sinne Ihres Liebsten. Sie fangen bei Nacken und Schultern an und „pflügen" die ganze große Fläche des Rückens bis hin zum Po durch – wellenartig mit leicht gespreizten Fingern von oben nach unten und zurück. Auf dem „Rückweg" machen Sie wieder eine kleine Akupressur und tasten die einzelnen Wirbel und die Form der Wirbelsäule vorsichtig mit sanftem Druck ab. Der Kopf Ihres Partners oder Ihrer Partnerin sollte jetzt unbedingt auf der Seite liegen, um Hals und Nacken die optimale Entspannungsmöglichkeit zu geben.

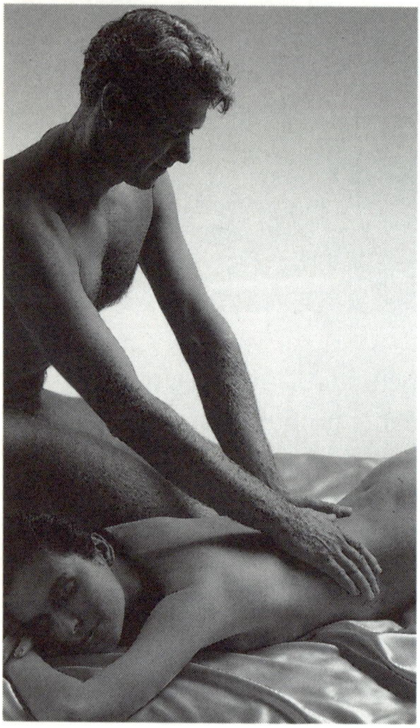

Das gilt ganz besonders für den nächsten Massagegriff, für den Sie am besten hinter seinem Kopf knien oder stehen. Konzentrieren Sie all Ihre Energien auf Ihre Finger und kneten Sie zwischen Daumen und Fingern die Muskeln energisch durch, die sich vom Nacken zu den Schultern hinziehen, und zwar jeweils eine Seite mit beiden Händen. Wenn Sie aber beide Seiten simultan kneten wollen, knien Sie am besten mit gespreizten Beinen über seinem Rücken. Wichtigste Regel bei der Partnermassage: Sie soll und darf alle Sinne ansprechen, soll und darf Lustgefühle auslösen, aber eines darf sie nie: in „Arbeit" ausarten. Das heißt Sie selbst sollen mindestens so entspannt sein wie Ihr Liebster oder Ihre Liebste. Gerade beim letzten Massagegriff der

Partnermassage lässt sich dies besonders genussvoll erreichen: Sie streichen mit großzügig-breitflächigen Bewegungen von Nacken und Schultern bis hin zu Taille und Po, so weit eben Ihre Arme und Ihre eigene Beweglichkeit in der Taille es zulassen – und wieder rhythmisch zurück. Dann lassen Sie – wie nahezu bei jedem Abschließen der Massage – Ihre weichen warmen Hände so breit wie möglich ein paar Momente auf dem Rücken Ihres Partners liegen, tauschen Energien aus, lassen Zärtlichkeit überfließen und die unverschlüsselte Botschaft: „Ich hab dich lieb und deshalb will ich dir gut tun!"

Partnermassage für die Sinne

Die Macht der Berührung

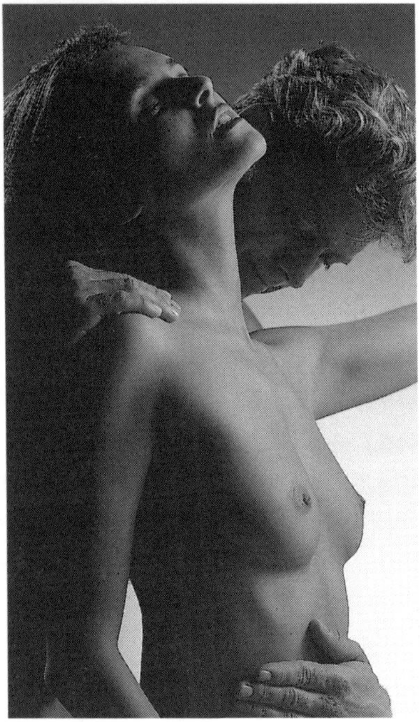

Auch wenn Sie vielleicht nicht die Zeit zur Verfügung gehabt haben, die Sie sich eigentlich nehmen wollten, selbst wenn Sie sich wirklich nur „10 Minuten" für Ihre ganz persönliche Partnermassage nehmen konnten, vielleicht intensiv ein kleineres Teilprogramm gemacht haben oder eine komplette Massage im zügigen Rhythmus: Partnermassage bedeutet in allererster Linie, sich auf den Partner einzustellen, auf seinen körperlichen und seelischen Zustand, in dem er oder sie sich gerade befindet. Auf seine Stärken, aber auch auf seine Schwächen, auf seine Wünsche und Gelüste. Mit allen Sinnen hineinhorchen in den anderen, auch im übertragenen Sinne des Wortes Fingerspitzengefühl entwickeln, Wohlgefühl und sinnlichen Genuss vermitteln, Entspannung schenken, Spaß machen, stimulieren. Das „Du" in diesen kostbaren Momenten wichtiger sein lassen als das eigene Ich, die Wollust der Hingabe spüren ... All dies bedeutet die Partnermassage, eine Form der Kommunikation, wie sie zwischen Partnern, Liebenden, Paaren und Verliebten fast schöner nicht sein könnte. Die „Reise über den Körper" schafft eine Atmosphäre des Vertrauens und der Intimität, die beide, den Gebenden und den Nehmenden, vollkommen aus dem Alltag herausholt, der Seele Flügel verleiht. Dabei sind es weniger fest vorgeschriebene, ganz spezielle Massagetechniken, die aus Ihrer Partnermassage das Besondere machen, sondern vielmehr Ihre ganz individuelle, ureigene Art, mit dem Körper Ihres Partners oder Ihrer Partnerin umzugehen, ihn unter Ihren Händen aufblühen zu lassen, ihn die Macht der Berührung voll ausleben zu lassen.

Natürlich ist eine Partnermassage zunächst die fast einmalige Chance, in kürzester Zeit sämtliche Spuren von Hektik und Stress, körperlichen Verkrampfungen oder gar seelischen Blessuren sozusagen wegzuwischen, ihm oder ihr das Gefühl von Wohlbefinden und Leichtigkeit zu geben, die Lust auf Leben und die Lust auf Liebe zu stimulieren. Denn die Partnermassage schenkt auch Freiheit. Die Freiheit, den Verstand abzuschalten, sich Gefühle und Emotionen zu erlauben, die im normalen Alltag keinen Platz haben. Die Freiheit natürlich auch sich von sexuellen Klischees und längst überholten Tabus ganz zu lösen. Je öfter Sie Ihre ganz individuelle Partnermassage praktizieren, desto freier werden Sie auch in Ihrem Denken, in Ihrer Toleranz. Und natürlich darf, je intensiver Ihre Beziehung ist, die Partnermassage umso sinnlicher und erotischer sein. Dabei ist nicht, wie viele denken mögen, die detaillierte Bearbeitung der Genitalien der Schlüssel zur erotischen Massage. Im Brennpunkt Ihrer ganz persönlichen Partnermassage steht etwas ganz anderes: Alle Energien werden geweckt und damit der ganze Körper sozusagen rundum erotisiert.

Wenn Ihre Liebesbeziehung sexuell harmonisch und aktiv ist, kann diese Massage eine Bereicherung all Ihrer Zärtlichkeiten und Liebesbeweise sein. Wenn Ihr Liebesleben in Routine erstarrt ist oder Sie sich erst zu kurz kennen, um Sex, Liebe und Erotik vollkommen unbefangen zu genießen, kann die Partnermassage eine Atmosphäre des Vertrauens schaffen, Ausgangspunkt für ungeahnte Höhenflüge. Denn die Partnermassage vermag auch die sexuelle

Kraft physisch und psychisch zu steigern. Die Erklärung dafür ist ganz einfach: Sie beide haben sich einander vertrauensvoll hingegeben, hatten Zeit und vor allem die entspannte Muße, sich Ihren Träumen und (geheimen) Fantasien hinzugeben, Ihr erotisches Heimkino im Kopf in Gang zu bringen.

Verstehen Sie mich bitte jetzt nicht falsch: eine Partnermassage ist nicht zwangsläufig das „Vorspiel" oder der Auftakt zum Liebemachen. Sie kann, aber sie muss es nicht sein ... Es ist allein Ihrer beider Entscheidung, machen Sie sich das bitte bewusst. Kein sexueller Leistungsdruck, kein Zwang, um sich für das Geschenk „Partnermassage" umgehend zu revanchieren, kein Hereinfallen mehr auf die längst überholte Vorstellung, dass Nähe, Wärme, Hautkontakt, Streicheleinheiten und Zärtlichkeit nur mit Sex enden können. Doch wenn Sie beide es wollen, könnte der Auftakt nicht schöner sein. Und wenn Sie die Liebe noch ein bisschen hinauszögern wollen, wenn Ihnen noch nach Verführung zumute ist: Bei der kleinen Zwischeneinlage „Erotische Partnermassage" dürfen Sie neben Ihren Händen auch Haare, Lippen und Zunge einsetzen, Ihren Atem, eine zarte Feder oder Ihren ganzen Körper. Und diesmal brauchen Sie nichts auszulassen – weder die Brustwarzen noch die Innenseite der Schenkel, noch sein „bestes Stück". Noch viel mehr als schon bei der „normalen" Partnermassage gilt, dass die Genitalien kein „verbotenes Terrain" sind, keine Sperrzone, die man möglichst umgehen sollte. War sexuelle Erregung bisher eher zufällig, so ist sie jetzt „geplant" und erwünscht. Die Geschlechtsteile sind ja keine isolierten Körperteile, sondern sie gehören zu einem zusammenhängenden physischen und psychischen System. Und in diesem System ist unser Gehirn das größte Sexualorgan. Hier bestimmen wir selbst, wie viel Erotik wir zulassen, was wir uns gönnen wollen. So entscheidet Ihr „geistiges Kino" im Kopf, wie viel Lust Sie zulassen und ausleben wollen. Vielleicht war die „Reise über den Körper" so erfüllt und beglückend, dass Sie gar kein Bedürfnis auf einen Orgasmus haben. Lieber noch ein paar Takte die Zärtlichkeit nachgenießen, die Empfindungen der Wonne und des Wohlbehagens ausklingen lassen, einer im Arm des anderen ...

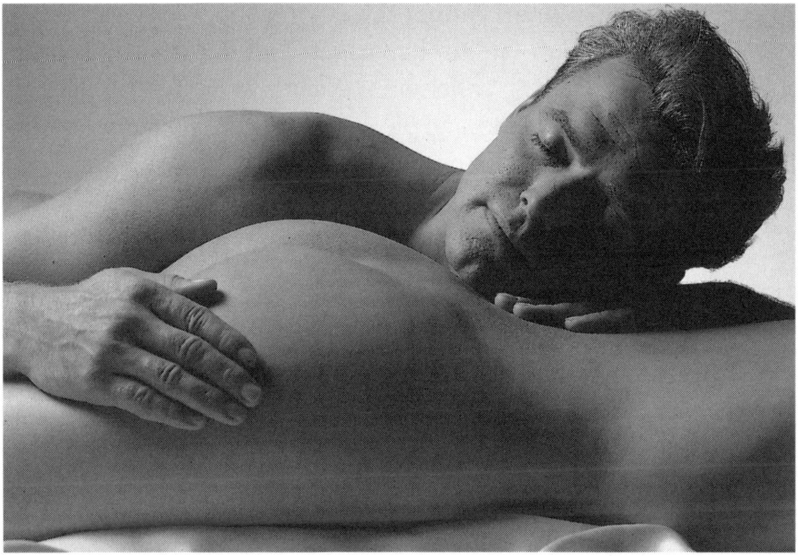

Wie auch immer Sie sich entscheiden: Die einmalig schönen und kostbaren Momente nach Ihrer Partnermassage sind wie geschaffen zum Spielen, zum Experimentieren, zum Ausprobieren von Neuem, vielleicht Gewagtem. Das gilt auch für Ihre Sprache, für Ihre Worte. Finden Sie jetzt, in dieser einmaligen Situation, die Worte, die Ihnen sonst vielleicht nicht über die Lippen kommen, lassen Sie Ihren Partner oder Ihre Partnerin erzählen, wo Sie, die Massierende, durch Zufall oder gewollt erogene Zonen stimuliert oder erotisches Neuland entdeckt haben: die Ohrmuschel und das Ohrläppchen, die männlichen Brustwarzen, die Innenseiten der Arme, Pobacken, Kniekehlen, die überraschend „ansprechbaren" Innenseiten der Hände und die Zwischenräume der Finger, die zarten Seiten des

Halses und der Haaransatz. Hätten Sie's geahnt? Bedecken Sie sein oder ihr Gesicht mit vielen zärtlichen, kleinen Küssen, schauen Sie ihm tief in die Augen, halten Sie diese Augen-Blicke so lang wie möglich, entdecken Sie so seine oder ihre Erregung auch in den Augen, flüstern Sie Ihrem Partner etwas Erregendes ins Ohr, provozieren Sie ihn, fordern Sie ihn heraus, er wird diese „Herausforderung" garantiert lustvoll annehmen. Nichts ist verboten, alles ist erlaubt. Im Reich der Sinne sind Sie allein die Zeremonienmeisterin, immer mit dem Ziel Hingabe total, Genuss pur.

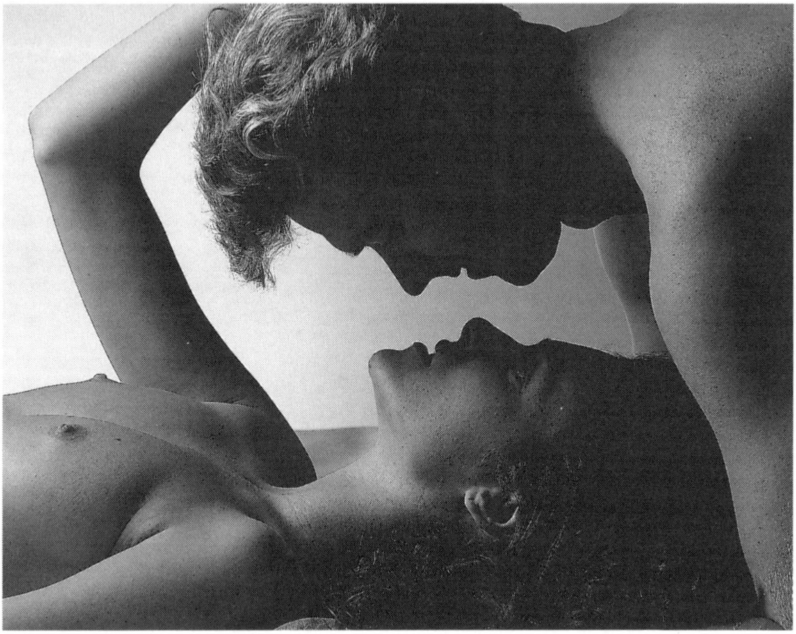